KB111373

몸의 경고

몸의 경고

초판 1쇄 발행 2019년 6월 3일

지은이 박제선
펴낸이 박상진

편집 김제형
관리 황지원
디자인 양동빈

펴낸곳 진성북스
출판등록 2011년 9월 23일
주소 서울시 강남구 영동대로85길 38, 10층
전화 (02)3452-7762 팩스 (02)3452-7761
홈페이지 www.jinsungbooks.com
네이버포스트 post.naver.com/jinsungbooks
이메일 jinsungbooks@naver.com

ISBN 978-89-97743-45-2 03510

진성북스는 여러분들의 원고 투고를 환영합니다. 책으로 엮기를 원하는 좋은 아이디어가
있으신 분은 이메일(jinsungbooks@naver.com)로 간단한 개요와 취지, 연락처 등을 보내
주십시오. 당사의 출판 컨셉에 적합한 원고는 적극적으로 책으로 만들어 드리겠습니다.

몸의 경고

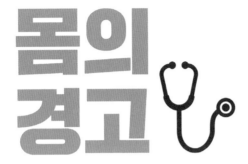

고혈압, 당뇨, 고지혈증, 골관절염…
큰 병을 차단하는 의사의 특별한 건강관리법

박제선 지음

진성북스
JINSUNGBOOKS

오래 사는 것도 좋지만
삶의 질이 더 중요하다

평균수명은 점점 늘고 있지만, 대학병원의 진료 현장에서 보면 그것이 과연 축복된 일인가 의문을 갖게 되는 날이 있다. 뚜렷하게 어디가 아프다고 정확하게 짚어서 얘기할 순 없지만, 어딘가 몸이 아파서 또는 컨디션이 너무 엉망이어서 병원을 찾은 사람들을 자주 보는 날이 그렇다. 머리가 아프고 무겁다거나 피로감, 초조감, 불면, 어깨통증 같은 증상이 있거나 때로는 그저 막연한 불쾌감이 있는 경우도 있다. 그런데 막상 이것저것 검사를 해보면 수치상으로는 아무 이상이 없다는 것이 문제다.

대학병원에서 이상이 없다는 이야기를 들으면 잠깐 동안은 안도하면서 마음을 놓지만, 다시 자신을 괴롭히는 증상이 발현되면 '병원에서는 이상이 없다는데 왜 그러지?' 하면서 불안해한다. 때로는 피로감을 안은 채, 통증을 느끼면서도 '그냥' 살아간다. 삶의 질이 점점 떨어지고 있지만 그런 생활은 만성이 되고 그저 그러려니 하면서 넘겨버린다.

내가 근무하던 아주대학교 가정의학과는 영양치료에 특화되어 있어서 이런 분들에게 도움을 줄 수 있는 솔루션이 있었다. 만성장질환, 골다공증, 갱년기, 비만, 만성피로 등 최고의 가정의학과 전문의들이 모여 있는 곳에서 수련했다는 것은 나에게 큰 행운이었다. 개업을 한 이후에도 교수님들에게 좋은 영향을 받았던 것이 환자들의 건강 회복으로 이어지고 있다.

우리 병원에 오는 분들 중에는 40, 50대 분들이 많다. 나이가 마흔이 넘어가면 운동만으로 살이 빠지는 데 슬슬 한계가 오고, 고혈압, 고지혈증, 고혈당 등 피검사를 통해 각종 질환에 대한 체크도 정기적으로 이루어진다. 게다가 만성질환이 오기 시작하는 분들도 있다 보니까 건강에 대한 관심이 생겨나기 시작한다.

질환의 영역과 정상의 영역 사이에 경계 수치라는 것이 있다. 대학병원에서는 그 경계 안에 있는 사람들은 잘 다루지 않는다. "운동 좀 하세요", "식사에 주의하셔야겠네요" 정도의 말을 하는 것으로 넘어간다. 내가 영양요법에 관심을 갖게 된 것은 이 경계 안에 있는 환자들을 도와줄 수 없는 것에 대해 답답함을 느끼곤 했던 것이 계기였다. 고혈압 등의 혈관질환, 당뇨 등의 대사질환, 뼈의 퇴행성을 불러오는 골질환 등은 만성질환이 되기 쉬워서 질병 단계로 넘어가버리면 이미 너무 늦은 경우가 많았다. 정상과 질환 사이의 경계 안에 있는 사람들이 다시 정상 수치로 돌아가고 삶의 질을 회복하는 방법들이 있는데, 이것들을 알려주고 싶어서 책을 써야겠다는 결심도 하게 됐다.

어떻게 하면 건강하고 활력 있게 오래 살 수 있을까? 아프지 않고 오랫동안 건강하고 행복하게 살다가 통증 없이 어느 날 생을 마감할 수 있다면 축복받은 일일 것이다. 누구나 그렇게 살고 싶겠지만 그러지 못하는 경우가 너무나도 많음을 진료 현장에서 일하는 의사로서 잘 알고 있다.

대학병원에서 수련하면서 행복도 건강해야 지킬 수 있음을 뼈저리게 느꼈다. 삶의 목적은 사람마다 다를 수 있지만, 그 삶의 목적을 이루려면 건강해야 함은 누구도 부인할 수 없는 사실일 것이다. 안타까운 점은 이것을 알면서도 바쁘다는 핑계로, 또는 삶의 무게 때문에 차마 건강을 돌보지 못하고 살고 있다는 점이다. 그러다 가슴통증을 느낀다거나 숨 쉬는 데 고통을 느끼는 숨참 증세가 있다든가 몸에 이상을 느끼고서야 병원을 찾곤 한다. 안타까운 점은 증상이 발생했을 때라도 병원에 오면 차라리 다행인데, 이를 애써 무시하다가 결국 큰 병으로 키우는 경우도 상당하다는 것이다. 나중에서야 응급실에 실려오고 나서 병원 치료를 받는 경우도 많았다.

혹시라도 건강에 관심이 생겨서 미리 영양제를 챙겨먹는 사람의 경우라도 친구한테 물어봐서 먹는 경우가 많다. 할머니 환자 중에는 노인정에 사람들이 와서 엔터테인먼트를 해주고 약을 팔면 그걸 사서 드시는 경우가 있었는데, 그다지 좋은 성분 같아 보이지 않는 경우가 많다.

"이래서는 안 된다"는 얘기를 나는 하고 싶었다. 진료실에서는 이미 증상이 온 사람들밖에 만날 수가 없었기 때문에 '예방'을 이야기할 기회가 없었다. '예방'은 제쳐두고 대부분은 '치료'가 문제인 시점에 왔기 때문에 예방을 강조하기에는 늦은 상황이었다. 그러면 이 안타까운 상황을 어떻게 해결해야 할까?

내가 찾은 해결책은 '내가 먼저 다가가 예방을 이야기할 기회를 만드는 것'이었다. 앞으로 나의 몸이 어찌 변화할지 알게 되고 그로 인해 생활에 어떤 불편함이 생길지 알게 되면, 그동안 바꾸지 못했던 습관들을 돌아볼 수 있게 되지 않을까 생각한다. 컨디션이 좋지 않지만 병원에 가기 두렵거나 귀찮은 사람, '약간 문제가 있지만 이 정도는 괜찮아'라고 생각하는 사람, 이미 질환을 앓고 있지만 심각성을 깨닫지 못하는 사람들을 위해 이 책을 썼다. 특히 나의 관심 분야이며 전문 분야인 '영양요법'에 초점을 맞추었다. 평소의 식생활과 운동도 중요하지만, 완전히 정상 상태가 아니라 경계 수치에 있는 사람들의 경우에는 영양요법을 좀 더 강하게 쓰는 것이 빨리 회복하는 방법이 된다. 개인에 맞춘 영양제 처방을 했을 때 효과를 보는 경우를 그동안 많이 봤다.

오래도록 활력 있고 생기 있는 하루하루를 살고 싶은 독자들에게 이 책을 바친다.

1장

영양요법으로
면역을
키운다

약물보다 영양요법,
몸의 기초를 다진다

고혈압, 당뇨, 고지혈증 등의 혈관질환은 제때 치료하지 않으면 뇌졸중으로 이어질 위험이 있다. 면역이 떨어져 생기는 류머티스 관절염을 비롯해 퇴행성으로 나타나기 시작하는 골질환 등은 만성적으로 되기 쉽기 때문에 삶의 질을 저하시키고 때때로 치명적으로 우리 삶을 위협한다.

이제부터 이런 질환들을 예방할 수 있고 일상생활에 활력을 주며 우리 삶의 질을 만족할 만한 수준으로 올려줄 수 있는 영양요법에 대해 다루려고 한다. 내가 이 책에서 다루려고 하는 영양요법이란 인공적으로 합성해서 만들어낸 물질이 아닌, 자연계 내에 존재하는 것으로부터 추출한 천연성분이나 자연 상태 그대로의 물질을 입으로 섭취하거나, 피부에 바르거나, 주사로 맞아서 의학적으로 긍정적인 결과를 이끌어내는 방법을 말한다. 의학뿐 아니라 대체의학요법 중 일부분, 비타민·미네랄 등의 영양제나 영양수액, 약초요법의 일부분까지 포함하는 개념이다.

영양요법이 화학요법과 다른 것은 무엇일까. 예를 들어 신약이라고 하면 화학적으로 합성하거나 바이오신약이라고 해도 생물체에서 유래하는 천연화학물을 다시 가공, 합성하는 과정을 거친다. 이것들은 모두 자연계에 존재하지 않던 새로운 물질이다. 영양요법은 그런 것이 아니라 흔히 먹는 식물, 동물에 들어 있던 성분들을 쓰는 것이다. 비타민, 미네랄, 아미노산은 우리가 흔히 먹는 식재료들에 모두 들어가 있는 성분들이다.

감기에 걸렸을 때 우리가 흔히 먹는 감기약에는 이부프로펜이라는 진통제가 섞여 있는 경우가 많다. 이것은 효과가 제일 좋고 몸에도 안전하다고 해서 많이 쓰이지만, 제약회사 공장에서 화학적으로 합성한 약이다. 일부 천연신약은 약초에 있는 성분을 그대로 갈아 넣어서 만드는 경우도 있지만, 대부분의 처방약들은 화학적 합성으로 만든 약을 먹는 화학요법이다.

그러나 영양요법은 영양성분, 흔히 말해 영양제를 먹는 것이기 때문에 건강기능식품 영역에 들어간다. 화학요법의 약은 국가가 강한 기준으로 검사를 하지만, 영양제는 이미 존재하는 것을 정제해서 먹는 것이기 때문에 법적으로도 심하게 규제하지 않는다. 음식을 먹는 것과 비슷하다고 생각해도 무방하다. 이제부터 이 책에서 영양요법에 쓰이는 질환별 영양성분들과 그 효과에 대해 알아볼 것이다.

영양 불균형이 만성질환의 원인이다

영양요법이 현대인에게 중요한 이유는 너무나도 분명하다. 과거에 비해 현대인은 매우 풍족한 환경에 살고 있다. 과거에는 '영양 결핍'이 자주 일어났다면, 현대에는 특정 영양소는 과다 섭취하는 반면, 어떤 영양소는 결핍 또는 부족하게 섭취하는 '영양 불균형' 상태에 있다. 3대 영양소 중 하나인 탄수화물이나 지방의 경우 현대인들은 쉽게 섭취할 수 있는 환경에 놓여 있지만, 미네랄이나 비타민 등의 영양소는 신경 쓰지 않으면 놓치기 십상이다.

[도표 1-1] 한국인의 칼로리 섭취 상태

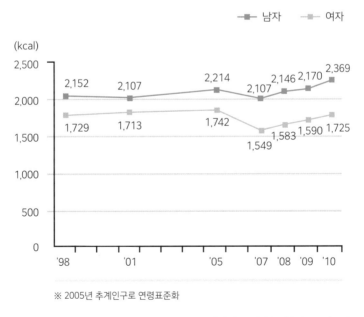

※ 2005년 추계인구로 연령표준화

출처: 국민건강영양조사, knhanes.cdc.go.kr

그런데 이런 점이 왜 문제가 될까? 흔히 우리는 현대인들은 잘 먹고 있다고 생각하지만 그렇지가 않다. 나는 감히 영양의 불균형이 현대 만성질환 증가의 근본 원인이라고 주장하고 싶다. 탄수화물은 과다 섭취가 되면 우리 몸에 쌓여 과잉이 된 상태로 비만, 고혈당 등의 증상을 일으키는 반면, 미네랄·비타민 등은 우리 몸에 필요한 것은 소량이긴 하지만 반드시 섭취하지 않으면 문제를 일으킨다.

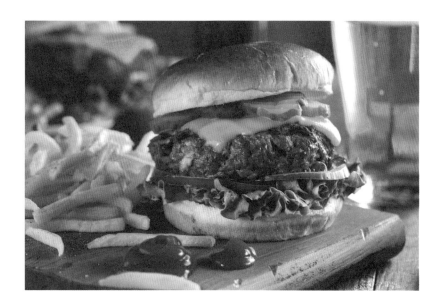

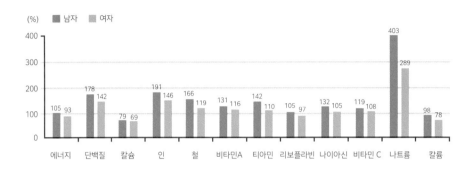

[도표 1-2] 한국인의 개인별 영양소 섭취량

※ 영양섭취기준에 대한 섭취 비율 : 영양섭취기준에 대한 개인별 영양소 섭취량 백분율의 평균값, 만 1세 이상
※ 영양섭취기준 : 『2010 한국인 영양섭취기준』 개정판(한국영양학회, 2010): 에너지, 필요추정량; 나트륨, 칼륨, 충분 섭취량; 기타, 권장 섭취량

출처: 국민건강영양조사, knhanes.cdc.go.kr

한국인의 칼로리 섭취는 점점 증가하고 있는 추세다. 영양 권장량을 넘어 지나치게 섭취하고 있는 상황이다. 의식해서 밥 먹는 양을 줄이더라도 알게 모르게 먹는 탄수화물의 양은 의식하지 못하는 사이에 늘어난다. 치느님으로 등극한 후라이드 치킨, 양념 치킨에는 탄수화물 재료의 튀김옷이 바삭하게 입혀 있고, 요새는 백반 집에서 나오는 밑반찬에도 맛을 위해 전분을 많이 쓰지만, 그걸 신경 쓰는 사람은 극히 드물다.

도표 1-2에 나오는 수치는 영양섭취기준에 대한 섭취량 백분율의

평균값을 나타내는 것으로, 수치가 100 이하라면 부족하게 섭취하고 있다는 얘기가 되고, 100이 넘는다면 과하게 먹고 있다는 얘기가 된다. 한국인의 영양소 불균형 상태를 살펴보면 칼슘, 칼륨의 섭취는 모자란 데 비해 다른 영양소의 경우 과하게 섭취됨을 알 수 있다. 특히 나트륨의 경우 평균적으로 권장량의 무려 3~4배를 섭취한다. 이렇게 나트륨을 과다 섭취하면 고혈압 전 단계를 넘어서서 고혈압 위험이 증가한다. 적정 칼로리(도표 1-2에서 '에너지')를 넘어가는 음식의 섭취는 비만, 고지혈증, 고혈압, 당뇨의 위험을 증가시킬 뿐 아니라 퇴행성 관절염, 대장암 등의 질환에도 악영향을 미친다.

이밖에도 나트륨과 칼륨의 섭취 불균형(칼륨이 나트륨 배출을 돕는다), 칼슘의 결핍, 비타민 D의 결핍, 혈액검사 수치로는 설명되지 않는 생리적인 비타민 B, 비타민 C 요구량의 증가 등 미량 영양소의 불균형이 더해져 병들어가는 현대인의 단상이 완성된다고 할 수 있다. 해결책은 '영양소의 균형 섭취'다.

영양소 불균형으로 인해 질병이 몸에 찾아왔을 때 영양요법을 잘 사용하면 고혈압, 당뇨 등의 만성질환이 개선된다. 기존의 의료를 부정하자는 것이 아니라, 임상치료의 보조적 치료로서 치료의 효과를 높이는 데다가 약에 대한 의존율을 줄임으로써 이상반응을 최소화할 수 있기 때문에 주목하는 것이다.

영양요법을 보조적으로 사용하면 확실히 환자에게 더 나은 의료를 제공할 수 있다고 나는 말하고 싶다. 영양요법을 사용하면 대체로 화학적으로 합성한 약에 비해 부작용이 매우 적은 편이다. 보조적으로 영양요법을 활용하면서 기존 약에 대한 의존도를 줄이면 환자를 약에 대한 이상반응 위험으로부터 보호할 수 있다. 또한 부작용이 매우 적기 때문에 질병이 없는 사람도 예방을 목적으로 꾸준히 복용할 수 있다는 장점이 있다. 이 장점은 매우 중요한데, 질병 진단을 받진 않았어도 정상 경계를 넘어 질병 전 단계에 있는 사람이거나 유전적인 요인 등으로 인해 위험인자를 갖고 있는 사람이라면 꾸준한 복용으로 도움을 받을 수 있다. 예를 들면, 당뇨 전 단계 환자가 마그네슘 영양제를 복용함으로써 당뇨 발생 위험을 줄일 수 있다.

영양제 선택, 친구 따라 강남 가면 안 된다

그러면 어떤 영양제를 골라야 할까? 그것은 자신의 몸 상태에 따라 다르다. 잘 고르면 도움이 되지만, 잘못 고르면 안 먹느니만 못하다. 영양수액요법은 이제 많이들 이용하고 있지만, 좀 더 자신에게 맞춘 관리가 필요하다.

질병이 오지 않았지만 정상 상태는 아닌 경우에 영양요법으로 컨디션을 되돌리겠다고 마음먹었어도, 많은 사람들이 어떤 영양제를 선택할지 몰라 친구나 지인에게 물어보는 경우가 많다. 나는 이거 먹고 뭐가 좋아졌는데 너도 먹어봐, 하는 이야기를 듣고 선택하는 것이다. 이런 것들 중에는 개개인의 상태에 맞춰보면 절대 복용해서는 안 되는 것들도 있다. 예를 들어 신장이 좋지 않아서 칼륨 수치를 관리하고 있는 사람이 해독에 좋다면서 권유받은 미나리 엑기스를 먹는다면 곤란한 일이 아닐 수 없다. 미나리에는 칼륨이 듬뿍 들어 있기 때문이다.

영양제는 필히 자기 몸에 맞는 것으로 골라야 한다.

본인의 과거 질환, 가족력, 현재 처해 있는 환경 등을 고려해야 자신에게 맞는 영양제를 선택할 수 있다. 예방을 위해서는 앞으로 예상되는 질환의 가능성을 고려해서 영양제를 먹는 것이 좋은데, 그렇다고 너무 여러 개를 먹는 건 추천하지 않는다. 여러 개를 먹기에는 경제적인 부담도 높고, 복용하는 영양제가 서너 개 이상이 되면 불편해서 챙겨먹기도 힘들기 때문이다. 어떤 분들은 다섯 가지 이상을 복용하는데, 상담을 해보면 '건강염려증'에 가까운 분들이 많다.

누구든 자기 몸에 꼭 맞는 영양제는 있다. 만약 월경 전 증상이 심하다면, 그에 맞는 영양제를 선택하는 식이다. 당뇨병이 아니지만 혈당이 높거나, 일을 하면 허리가 자주 아프고 남들에 비해 관절이 약한 것 같다면? 이런 식으로 접근해야 자기 몸에 맞는 영양제를 고를 수 있다.

본인의 가족력을 고려하는 것도 도움이 된다. 만약 가족 중에 대장암 환자가 있다면? 심장이나 뇌혈관질환을 앓았던 분이 있다면? 당연히 이를 예방하는 데 초점을 맞춰 영양제를 복용하는 것이 이롭다. 만성질환의 경우 여러 요인들이 영향을 미치지만 유전적인 영향도 크기 때문

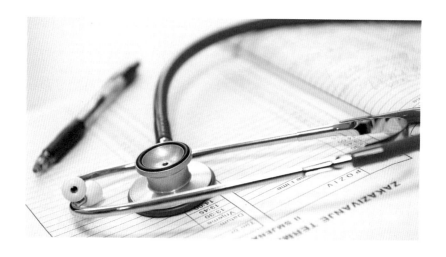

에, 이를 고려해서 예방 차원의 적절한 영양제를 선택해야 한다. 영양제 복용은 지속적인 복용이 중요한데, 가족력을 고려하면 '나도 특정 질환에 걸릴 수 있다'는 마음으로 지속적인 복용이 가능해진다.

영양제는 3가지를 넘지 않게 한다

영양제는 복용이 간편해야 한다. 매일매일 챙겨먹는 습관이 들어야 하기 때문이다. 영양제가 세 가지 이상 넘어가면 챙겨먹기가 힘들고, 경제적인 면을 고려해도 만만치 않다. 세 종류를 고른다면 한 달에 15만 원 이상 지출하는 상황도 올 수 있기 때문에 부담이 크다.

영양제는 다양한 효과를 거둘 수 있는 것도 있고, 한 가지 효능에 특화된 영양제도 있다. 나는 다양한 효과를 거두는 영양제 하나, 자신이 꼭 필요하다고 생각되는 기능이 있는 영양제 하나, 이렇게 두 가지를 먹는 것을 추천한다.

사실 수천 가지의 영양제 중 자신에게 맞는 하나를 고르기는 모래밭에서 바늘 찾기만큼이나 어렵다. 게다가 너도나도 효과가 있다며 중구난방 떠도는 정보들이 많다는 것이 맹점이다. 그러다 보니 영양제를 선택할 때 주위 사람들의 영향을 많이 받는 것도 무리는 아니라는 생각이 든다. "이거 먹어봤는데, 괜찮은 거 같아"라는 친구의 말에 선뜻 그 영양제를 사게 되는 것이다. 또 인터넷에서 범람하는 정보들을 보고 사는 사람들도 있다. 심지어 어떤 분들은 앞면 디자인을 보고 맘에 드는 걸 고르기도 한다. 따라서 영양제를 고를 때는 등급 판정 기준을 알아두면 좋다.

문제는 얼마나 신빙성이 있느냐, 얼마나 나에게 맞느냐, 인데 아쉽게도 떠도는 정보에 휘둘리는 구매 행태로는 자기한테 맞지 않는 영양제를 복용하기 십상이다. 이를 해결하려면 각 영양소의 효과와 그 효과가 얼마나 믿을 만한 연구에서 나온 건지 알 수 있도록 등급을 살피는 것이다.

예를 들어 여자친구와 분위기를 내기 위해 대형마트에 와인을 사러 갔다고 하자. 아무 생각 없이 와인을 고르러 갔더니 웬걸, 휘황찬란한 이름의 수많은 와인들 앞에 한없이 작아지는 자신을 느껴본 적 있을 것이다. 여자친구 앞에서 망신당하기 싫다면 빠르게 스마트폰의 힘을 빌려

와인을 선택할 수 있다. 검색을 해보니 프랑스 와인에는 라벨에 등급이 붙어 있어서 괜찮은 등급에 분위기와 어울리는 와인을 골라낼 수 있다 (요새는 와인 라벨 사진만 찍으면 바로 검색해 주는 어플도 나와 있다). 와인에 대한 아무 지식 없이 대형마트 와인 코너에서 와인을 고르기 힘들어할 때, AOC(프랑스 와인 등급, Appellation d'Origine Controlee) 라는 세 글자가 날 도와준 것처럼, 일반인들이 시중에 나와 있는 수천 가지의 영양제들을 비교할 때도 다음 설명하는 등급이 도움이 될 것 이다.

영양 등급을 알면
선택이 쉬워진다

질병을 예방하고 컨디션을 개선하는 영양요법을 적용할 때 영양소별로 개인에 따라서 주의해야 할 사항이 있다. 어떤 영양소는 개인의 몸 상태에 따라 복용량을 주의하지 않으면 오히려 큰일날 만한 경우도 있다. 또 어떤 사람에게는 좋은 작용을 하지만 어떤 사람은 피해야 하거나 관리가 필요가 경우도 있다. 세밀하게 살펴보기를 바란다.

　이 책에 나오는 영양소들에는 영향력 지표와 상대적 기준 두 가지를 조합해서 등급을 매겨놓았다. 영향력 지표는 A, B, C가 있는데, 얼마나 신뢰할 수 있는가의 분류이며 A로 갈수록 좀 더 권위 있는 저널에 실린 논문이라서 믿을 만한 것이라고 보면 된다. 또 상대적 기준은 ++, +, 0, -, --가 있다. 0이 중간치이고 +쪽으로 갈수록 임상치료와 비교했을 때 실제 치료가 효과가 높았던 것이다.

따라서 영양제를 고를 때 A++인 영양소가 들어 있다면 가장 좋은 것이다. 등급이 A++인 것을 발견했는데 내 몸의 상태와 딱 맞는 것이라면 선택이 쉽다. 그런데 만약 등급이 C라면 그것보다 좋은 게 많으니까 군이 그걸 선택할지 안 할지 고민할 필요가 없다. 문제는 B0, C+ 같은 등급인 경우다. B0이라면 효과는 좀 떨어지는데 연구가 믿을 만한 것이고, C+라면 신뢰는 좀 덜 가는데 실제 효과는 좋게 나온 것이다. 이럴 때는 개인 몸 상태에 따라 선택을 하는 것이 좋겠다.

또 C++ 등급의 영양소가 있다면, 이럴 때는 무시하기가 좀 그렇다. 앞으로 연구가 더 계속되면 A++로 등급이 조정될 가능성도 충분하기 때문이다. 아직 연구가 덜 된 것이라고 볼 수 있는 경우이다.

연구 논문의 수준을 판단하는 기준은 영향력 지표, 즉 임팩트 팩터(Impact Factor)인데, 비판의 여지는 있긴 하지만 그래도 아직까지 논문의 질을 판단하기에 가장 쉬운 지표가 임팩트 팩터. 이 등급을 일반인이 접할 수 있는 기회는 많이 없지만, 이 개념만 이해하면 영양제를 선택하는 것이 엄청나게 쉬워진다. A++, A0, B++, 이런 영양소만 찾으면 끝나기 때문이다.

기능성 원료 등급을 확인해야 한다

우리가 건강기능식품이나 영양제를 고를 때 그동안에는 식품의약품안전처가 분류해 놓은 다음 4단계의 기능성 등급 표시를 참고할 수 있었다.

질병 발생 위험 감소 기능 : ×× 발생 위험 감소에 도움을 준다

생리활성 기능 1등급 : ××에 도움을 준다

생리활성 기능 2등급 : ××에 도움을 줄 수 있다

생리활성 기능 3등급 : ××에 도움을 줄 수 있으나 관련 인체
적용 시험이 미흡하다

그런데 최근에는 기능성 인정 등급과 내용을 삭제하고 '기능성 인정 평가기준'으로 변경해서 발표했기 때문에 생리활성 기능 1등급, 2등급, 3등급이 삭제됐다. 소비자가 쉽게 이해하기 어려운 등급을 삭제하고 2단계만으로 인정기준을 상향 조정한다는 것이 목적이다. 다음과 같이 등급을 나타내는 표현을 알아두었다가 친구, 친척 등 지인의 말만 듣지 말고 앞으로는 등급을 확인하면 좋겠다.

질병 발생 위험 감소 기능 : ×× 발생 위험 감소에 도움을 줌

생리활성 기능: ××에 도움을 줄 수 있음

영향력 지표와 상대적 기준

이 책에 나온 영양소에 대해 A+, B0, C- 같은 등급을 세부적으로 어떻게 매겼는지 이해하는 것은 어려울 수도 있다. 사실 이 부분은 관심이 있는 분만 봐도 무방하다. 영향력 지표(IF)와 상대적 기준 두 가지의 조합이 어떻게 이루어지는지 세부적으로 살펴보자.

영향력 지표는 수천, 수만 가지 물질들이 어떤 병에 얼마나 효과가 있는지, 그 연구가 얼마나 확실한지 의학 분야에서 사용하는 방법이다. 특정 성분에 대한 연구가 권위 있는 저널에 실릴수록 그 연구의 결과는 가치를 인정받는다. 따라서 연구논문이 실린 저널이 얼마나 권위적인지, 다시 말해 얼마나 잘 나가는지로 특정 성분에 대한 효과의 신뢰성을 평가하는 것이다.

- Pubmed.com에서 무작위 대조군 연구(RCT: Randomized Controlled Trial)를 바탕으로 한 메타분석(Meta-analysis)이 존재하거나, 인용지수(IF: Impact Factor) 5.0 이상의 RCT가 있는 경우만 싣는다.
- 상반된 결과를 보여주는 경우는 동급의 인용지수 논문의 결과가 최근 것이 좋은 경우 싣는다. 아니라면 싣지 않는다.
- 메타분석이나 인용지수 5.0 이상의 RCT가 없더라도 코크란 도서관(Cochrane library)에 긍정적으로 언급한 것들은 싣는다(이 책의 참고 자료들 대부분은 pubmed.com 또는 코크란 도서관에 있는 논문들이다).

메타분석의 인용지수가 5 이상인 경우	A
메타분석의 인용지수가 3 이상 5 미만인 경우	B
메타분석의 인용지수가 1 이상 3 미만인 경우	C
메타분석은 없지만 인용지수 5 이상의 RCT가 있는 경우	C
▶ 간단히 말하면 C에서 A로 갈수록 효과가 확실하다고 볼 수 있다.	

상대적 기준은 기존에 쓰는 치료약이나 지금까지 알려진 가장 효과적인 영양요법과 비교해서 얼마나 효과가 있는지 평가하는 지표이다. 하지만 이런 자료를 구할 수 없었던 경우는 논문에 나와 있는 뉘앙스나 나의 개인 의견을 반영해서 등급을 정했기 때문에, 어느 정도 주관성을 띤다는 한계는 있다.

++ : 비교되는 영양제 중 가장 효과가 좋은 경우. 또는 가장 효과가 좋은 영양요법이나 임상에서 흔히 쓰이는 치료약과 효과가 동등한 수준인 경우(80% 이상)

+ : 가장 좋은 영양요법 또는 임상치료법과 비교 시 효과가 60~80%인 경우

0 : 가장 좋은 영양요법 또는 임상치료법과 비교 시 효과가 40~60%
    인 경우

– : 가장 좋은 영양요법 또는 임상치료법과 비교 시 효과가 20~40%
    인 경우

– – : 가장 좋은 영양요법 또는 임상치료법과 비교 시 효과가 20%
    미만인 경우

예를 들어, 한 영양성분이 고혈압 환자의 수축기 혈압을 5mmHg
정도 낮춘다고 하면, 임상적으로 쓰이는 칼슘채널 차단제의 경우 수축
기 혈압을 약 10mmHg 낮춰주기 때문에 약 50%에 상응하는 효과가 있
다. 그리고 논문 인용지수(IF) 3.0 수준의 메타분석이 되어 있다면? 이런
경우는 'B+'로 등급을 매겼다.

1, 2, 3장에서는 질병별로 맞는 영양제를 선정하는 데 도움을 줄 정
보들을 담았으며, 4장에서는 상대적으로 검증된 효능을 가지고 있는 다
양한 영양소에 대한 보다 심화된 내용을 다루었다. 1, 2, 3장에서 관심
이 생긴 영양소에 대해 더 알아보고 싶을 때는 4장의 해당 영양소에 대
한 더 상세한 설명을 읽어보면 좋을 것이다.

가장 흔한 면역질환,
감기

"우리 아이가 또 감기에 걸린 것 같아요."

　미열이 나고 인후통 증상이 있고, 편도선은 부었다. 청진기로 들려오는 호흡음은 정상이다. 영락없는 감기다. 벌써 넉 달째 한 달에 한 번 꼴로 진료실을 방문하는 단골손님이 있었다.

　"아이가 감기에 자주 걸려요. 속상해요."

　"그러네요…… 걱정되시겠어요."

　"우리 애가 왜 이렇게 약한 거죠?"

　감기에 자주 걸린다는 건 타고난 신체 구조상 감기가 잘 걸리거나 호흡기, 면역력이 남들보다 떨어지는 탓일 수도 있지만 환경 역시 무시할 수 없다.

"혹시 밖에서 잘 노는 편인가요?"

"아니요, 집에서 노는 편이에요."

"가족들끼리 외출은 자주 하시나요?"

"아니요……"

아이 얼굴색을 보니 피부색도 하얗다. 그렇다면 가능성이 높은 상황은 바로 비타민 D의 결핍이다. 비타민 D는 호흡기, 면역력 강화에도 중요한 역할을 한다. 햇빛을 받으면 체내에서 합성되는데, 이런 경우 십중팔구 혈중 비타민 D 농도가 떨어졌을 것이다.

"아이에게 비타민 D 영양제를 사서 먹이세요. 이전보다 감기에 훨씬 덜 걸릴 거예요."

아이들이 먹기 쉬운 시럽제제로 비타민 D를 추천하고 영양제 선택 시의 유의사항도 설명했다. 그리고 감기에 걸렸을 때 증상을 완화시키는 데 도움이 되는 영양적인 팁과 함께, 감기약을 처방했다.

왜 이렇게 감기에 자주 걸릴까?

감기란, 코와 목을 포함한 상부 호흡기계의 감염 증상군이다. 1년에 한 번 정도 걸린다면 모를까, 자주 감기에 걸린다면 건강하게 살고 있다고 보기는 어렵다. 우리가 감기라고 부르는 질환은 사실 의학적으로 보면 여러 질환들을 뭉뚱그려 일컫는 말이다. 의학적으로는 급성인지 만성인지에 따라, 그리고 어느 위치에 생긴 감염성질환인지에 따라 세부 진단

명이 달라진다. 목에 있는 구조 중 하나인 인두에 국한한 감염이라면 급성 인두염, 코에 국한된 감염이라면 급성 비염이라고 부른다. 하지만 다들 같은 아파트 같은 동에 사는 이웃처럼 통로로 이어져 있는 구조이기 때문에, 실제로는 여러 장소의 감염이 혼합되어 있는 경우가 많다. 결국 감기 증상은 우리가 알고 있듯이 몸살이 생기거나 콧물, 기침, 가래, 코막힘, 두통 등이다. 사람마다 감염이 잘 되는 곳이 다르기 때문에 증상도 조금씩 다르고, 같은 사람이라도 감기 바이러스의 종류가 달라지면서 증상이 달라질 뿐이다.

환자들 중 특히 감기에 잘 걸리는 사람들이 있다. 조금만 무리하면 목이 붓고, 환절기면 어김없이 감기에 걸리며, 여행이라도 하거나 시험공부를 하거나 일이 많아지는 등 스트레스가 증가하면 항상 감기기운에 시달려 감기약을 챙겨가야 하는 환자들이 있다. 또 한번 걸리면 증상이 매우 심한 환자들도 있다. 같이 감기에 걸렸는데 혼자만 고열과 몸살에 시달리거나, 유독 기침 증상이 심해서 밤에 잠도 못 잘 정도로 고통받는 경우가 있다.

이렇게 감기에 약한 이유는 여러 가지 원인이 있을 수 있지만, 가장 흔하게는 영양 불균형 때문인 경우가 많다. 특히 현대인들은 특정 영양소의 결핍이 있는 경우가 많기 때문에 이것이 원인이 아닐까 하고 나는 판단한다.

사실 감기의 치료는 놀랍게도 매우 제한적이다. "감기는 약 먹으면 일주일, 안 먹으면 7일"이라는 말이 있을 정도다. 원인을 치료하는 것이 아니라 증상을 치료할 뿐이다. 우리가 흔히 접하는 항생제는 사실 감기 증상을 일으키는 바이러스를 타깃으로 하는 약이 아니다. 그에 동반되는 박테리아 감염을 잡기 위해 투여한다. 원인인 감기 바이러스는 워낙에 잡기가 쉽지 않다. 감기 바이러스는 카멜레온처럼 자신의 유전자와 형태를 조금씩 바꿔나가기 때문에 처음 형태에 맞게 개발한 치료제는 다음 변형된 형태의 바이러스에는 효과가 없는 경우가 많다. 그래서 더더욱 평상시에 환자 본인의 면역력을 길러두는 것이 가장 으뜸인 예방법이자 치료법이다.

감기 예방엔 비타민 D, 치료엔 비타민 C

감기 예방을 할 때는 면역력을 올려주는 비타민 D로 하지만, 감기에 걸렸을 때는 비타민 C로 치료한다. 특히 일본에서 연구된 논문이 많이 있는데, 비타민 D는 감기 예방에 탁월하며 독감 예방에 40~50%까지 효과가 있다는 연구 결과도 있다. 비타민 C는 가장 널리, 가장 오래 연구되어온 항산화제이며, 감기 증상을 줄여주고 예방에도 효과 있다는 연구결과들이 많다.

산키는 영양제로써 연구된 결과들이 대부분이나, 요즘에는 수액주사가 보편화되어 가까운 이비인후과, 산부인과 등의 병원에 가도 고용량 비타민 C, 백옥주사, 태반주사 같은 영양수액을 구비해 놓고 있는 경우·

가 많다. 암환자가 항암치료의 부작용을 줄이기 위해 고용량 비타민 C 수액 치료를 하는 경우도 있는데, 일반인들은 암환자에게 쓰는 것에 비하면 적은 용량을 쓰는 게 맞다. 일반적으로 먹는 비타민 C의 1일 함량이 500mg이라면 비타민 C 주사에는 2.5~10g을 넣는다. 이 5~20배가량의 비타민 C를 20~60분 동안 맞는다. 피곤하거나 긴장했을 때 개인의 상태에 따라 비타민 B군, 마그네슘 등을 섞기도 한다. 가끔 혈관통이 있어서 천천히 맞아야 하는 사람들도 있는데, 수액이 들어가는 신체 부위를 따뜻하게 해주면 개선되기도 한다. 경험적으로 확실히 빠른 회복과 적은 증상 수준으로 감기를 이겨내는 경우를 많이 보았다.

감기를 예방하는 비타민 D 복용법

비타민 D의 등급 : B++

비타민 D는 지용성 비타민으로, 몸에서 일종의 호르몬 역할을 한다. 호르몬이란 몸속 특정 부분에서 만들어져서 주로 피를 타고 돌아다니며 세포들의 기능에 영향을 미치는 물질이다. 일종의 '신호' 역할을 한다고 볼 수 있으며 굉장히 전신적인 영향을 끼친다. 비타민 D는 뼈를 건강하게 해준다고 널리 알려져 있는 영양소이지만, 몸속에서는 호르몬으로 바뀌어 면역 체계에까지 영향을 미치는 중요한 물질이기도 하다. 호흡기계통과 관련해서도 면역에 작용하는 것으로 생각되며, 비타민 D가 부족한 경우 급성호흡기계 감염에 더 취약하다는 사실이 이미 밝혀졌다.

비타민 D가 많이 함유된 음식으로는 버섯이 있다(4장 참조).

비타민 D를 섭취하면 감기를 포함한 급성호흡기계 감염을 예방하는 효과가 있다. 한 연구에서 비타민 D는 하루에 한 번 섭취할 경우 감기를 49% 예방하는 효과가 있다고 한다.

얼마를 먹어야 되는지 확실하게 정해진 건 아니지만, 떨어져 있는 체내 비타민 D 농도를 올리기에 충분한 정도여야 한다. IU는 미량이어서 중량을 잴 수 없는 비타민의 생체에 대한 효력으로 그 양을 나타내는 국제적 단위(International Unit)다. 초반 2~3개월은 2,000~5,000IU까지 사용하며, 그 이후에는 800~1,000IU를 유지 용량으로 한다. 아이의 경우는 부족한 경우 얼마의 양을 어느 기간동안 복용해야 하는지 사실 불확실한 부분이 많다. 적정 용량은 나이와 몸무게에 따라 달라질 수 있다. 상한 섭취량으로 6~8세는 1,600IU, 9~11세는 2,400IU를 넘으면 안 된다. 이를 넘지 않는 수준에서 2~3개월 복용하고 이후에는 200~400IU를 유지 용량으로 복용한다.

어른의 복용량

비타민 D3 최소 1,000IU~2,000IU/일. 최소 3개월

감기 증상을 완화하거나 예방하는 영양요법

비타민 C의 등급 : A-

감기 예방과 증상 완화와 관련해서 가장 많이 연구된 영양소 중 하나가 비타민 C다. 일반인들에게도 감기 예방에 비타민 C가 좋다고 많이 알려져 있는 편이다. 그럼에도 불구하고 비타민 C가 감기 예방에 얼마나 효과적인지는 아직도 논란거리다.

확실한 것을 얘기하자면, 비타민 C를 정기적으로 섭취하면 감기가 지속되는 기간을 줄여주는 효과가 있다. 어른의 경우 약 8%, 아이의 경우 약 14% 기간을 줄이는 효과가 있다.

복용법

비타민 C 500~2,000mg/일. 최소 3개월

프로바이오틱스의 감기 예방 등급 : A++

프로바이오틱스는 감기 등의 급성호흡기계 감염을 예방하는 효과가 있다. 노인보다는 아이에 관한 연구가 더 많이 이루어져 있는데, 한 연구에서 한 종류의 프로바이오틱스는 기침 지속기간을 32% 줄였고, 두 종류 이상의 프로바이오틱스는 48% 줄였다. 유산균 종류로는 락토바실러스, 비피도박테리움 균주를 추천한다. 한 연구에서 한 종류의 프로바이오틱스는 감기로 인한 열을 53% 예방했으며, 두 종류 이상의 프로바이오틱스는 72.7% 예방했다.

프로바이오틱스는 이렇게 여러 종류가 들어 있는 것을 먹는 것이 좋다. 아이에게 주는 경우라면, 캡슐제제는 먹기 힘드니 유산균이 많이 함유된 요구르트제제를 먹이거나 가루제제를 사서 요구르트에 섞어서 먹이면 된다.

복용법
50억CFU 이상, 하루 두 번, 최소 6개월

아연의 감기 증상 완화 : AO

아연의 경우 아이인지 어른인지에 따라 효능이 다르고, 증명된 아연의 종류도 조금씩 다르다. 맛이 좋지 않고, 구역질을 유발하는 경우가 있어서 다른 영양요법에 비해 사람들이 거부감을 느낄 수 있다.

음식으로는 조개류, 어류에 많이 함유된 편인데, 특히 굴에 매우 많이 들어 있다. 아연은 기침, 발열 등의 증상이 생기고 24시간 내에 섭취할 경우 감기 증상의 지속시간을 줄여준다. 그러나 증상의 정도를 줄여주지는 못한다는 점이 함정이다.

아연을 복용할 때는 아이의 경우 시럽제제를 추천한다. 아이들의 경우 영양제는 맛이 있어야 한다. 특히 아연은 역한 느낌을 주기 쉽기 때문에 이 부분은 중요하다. "영양제 먹자"고 할 때 아이의 표정이 어떤

지 자세히 살펴보라. 맛있는 영양제는 아이의 협조를 이끌어내어 장기 복용으로 이어지는 데 도움이 된다. 영양제의 맛은 제약회사의 기술력을 나타내는 지표이기도 하다.

복용법
아이에게 설폰산 아연 15mg/일. 10일 동안 어른에게 아세트산 아연 또는 글루콘산 아연 20~25mg/일. 증상 지속되는 동안

꿀 등급: 감기 증상 완화 A0, 메밀꿀의 경우 B+

꿀의 효능을 얘기할 때 주의해야 할 것은 어떤 꽃으로 꿀을 만드느냐에 따라 성분이 조금씩 달라진다는 것이다. 따라서 좀 더 세분화한 접근이 좋다. 현재까지 연구된 바에 따르면 효능이 있다고 알려진 꿀은 유칼립투스꿀(eucalyptus honey), 귤꿀(citrus honey), 꿀풀과꿀(labiatae honey), 메밀꿀(buckwheat honey) 등이다.

　소아의 급성 기침에 있어서 꿀은 효과가 있는 것으로 알려져 있으나, 그 효과는 기침약 중 하나인 덱스트로메토판(dextromethophan)보다는 낮다는 연구 결과도 있어 아직까지 효과에 확신할 수는 없다. 하지만 메밀꿀의 경우, 특히 밤에 심해지는 기침이 있는 아이에게 효과가 있다고 하며, 덱스트로메토판보다 효과가 높다.

　꿀은 1세 미만의 아이에게는 추천하지 않는데, 보틀리눔증이라는 위험한 식중독이 발생할 가능성이 있기 때문이다.

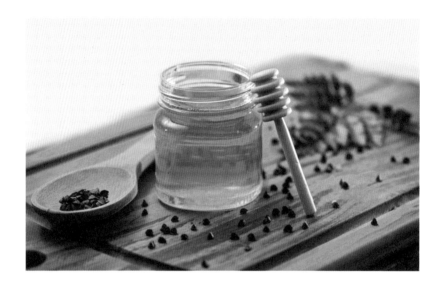

복용법		
유칼립튜스꿀, 귤꿀, 꿀풀과꿀	1~5세	10g, 하루 한 번 취침 전
메밀꿀[1]	2~5세	2.5ml, 하루 한 번 취침 전
	6~11세	5ml, 하루 한 번 취침 전
	12~18세	10ml, 하루 한 번 취침 전

---

1 숟가락 용량은 대략 10~15cc로 계산하였다.

"대장내시경을 하다가
용종이 발견됐어요"

50세가 된 박건호(가명) 씨는 건강검진 때 처음으로 대장내시경을 받았다. 다른 검사에는 이상이 없었으나 대장에서 1cm 미만의 용종이 3개가 발견되어 제거했다고 한다. 평상시 음주는 많이 하지 않았으나 하루에 담배 1갑을 피는 흡연자이며, 아버지가 대장암으로 돌아가셨다고 한다. 건강검진 결과를 보며 상담하기 위해 내원했다.

"선생님, 대장 용종이 많이 나왔는데 안 좋은 건가요? 어떻게 해야 되죠?"

"대장암이 걸릴 확률이 남들보다 높다고 보시면 됩니다. 보통은 5년마다 대장내시경을 하는데, 환자분의 경우엔 매년 검사하는 게 좋을 것 같습니다."

박건호 씨가 가지고 있는 대장암 위험인자에 대해 더 자세한 설명을 해드렸다. 환자의 대장암 위험인자는 '용종 3개, 나이, 흡연, 가족력'이다. 위험인자가 많을수록 일반적으로 대장암에 걸릴 확률이 올라가는데, 그가 대장암에 걸릴 확률은 다른 사람보다 높아 보였다. 노력하면 바꿀 수 있는 위험인자에 대해서는 습관을 바꾸는 게 바람직했다.

　진행성 선종이 있으면 암이 걸릴 확률이 50세 이상인 경우 나이에 따라 20~50% 정도라고 한다. 특히 용종 개수는 중요한데, 진행성 선종이 함께 발견될 확률이 높아질 수 있기 때문이다. 이 환자의 경우는 용종이 3개니까 약 15%의 진행성 선종이 발견될 확률이 있다. 대장내시경을 1년마다 해야 하는 것은 그런 이유에서다.

　"식습관은 어떠세요? 육류 중에 어떤 걸 많이 먹죠? 야채나 생선은 자주 드시나요?"

　"돼지고기, 소고기를 많이 먹어요. 생선은 잘 안 먹고요. 채소는 자주 먹는 편이에요."

　"운동은 자주 하시나요?"

　"아뇨……, 일이 바쁘고 힘들어서 잘 안 하는 편입니다."

　"주로 앉아서 일하시나요, 아니면 활동적인가요?"

　"앉아서 일하는 편이에요."

　박건호 씨의 생활습관은 대장암 예방에 좋은 편일까, 안 좋은 편일까? 다음을 보면 판단이 선다.

교정 가능한 대장암 위험인자

비만, 당뇨, 붉은 고기(특히 소고기)와 가공육(소시지 등) 섭취,
흡연, 음주

대장암 예방에 좋다고 알려진 인자

활발한 신체활동, 식이섬유(통곡물 등), 비타민 B6, 우유와 유제
품, 어류의 오메가 3 섭취, 아스피린, 비스테로이드 항염증제 복용

　환자분은 이중에 흡연, 음주, 붉은 고기(소고기) 선호가 걸린다. 금
연을 권하고, 소고기보다 돼지고기나 생선을 드시도록 권했다. 밥은 흰
쌀밥보다 현미밥을 추천했다. 운동도 하루 10분가량의 유산소운동이라
도 시작해야 한다.

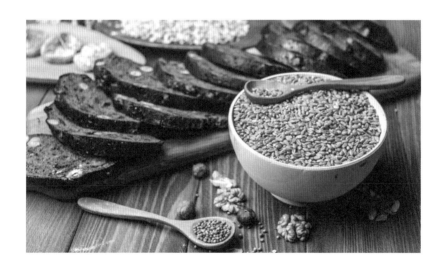

대장암에 좋다고 알려진 영양요법

곡물섬유소 등급 : A0

식이섬유 중 과일이나 채소의 섬유소가 아닌, 곡물에 포함되어 있는 섬유소가 대장암 예방에 좋다. 하루 10g 이상의 곡물만 먹어도 대장암 위험도가 10%나 감소한다. 그러면 20g을 먹으면 어떻게 될까? 위험이 20% 감소한다! 효과 면으로나 신뢰도 면으로나 곡물 식이섬유는 첫째로 꼽을 수 있는 음식이다.

어떻게 식이섬유가 대장암 예방에 효과적인지는 여러 이론들이 제안되고 있지만 확실한 것은 없다. 식이섬유를 먹으면 변의 통과가 빨라져서 염증을 줄이는 효과가 있고, 장내 미생물에 영향을 주기 때문이라는 이론들이 있다. 하지만 다른 식물들에 있는 식이섬유는 예방 효과가 없는데 왜 통곡물 식이섬유만 효과가 있는가에 대해서는 뚜렷한 해답을 내놓지 못하고 있다.

통곡물 식이섬유가 많이 들어 있는 것은 아마란스, 테프, 퀴노아, 통밀, 보리쌀, 귀리겨, 현미, 렌틸콩이 있다. 테프나 퀴노아 등 상대적으로 비싼 곡물은 잡곡밥으로 만들어 먹어도 좋고, 보리쌀, 렌틸콩, 현미는 그대로 밥을 지어먹는 것도 경제적이므로 추천한다. 그리고 빵을 사게 된다면 통밀빵을 사도록 하자. 통밀의 섭취는 이상지질혈증에도 도움이 되기 때문이다(2장 고혈압 내용 참조).

곡물섬유소 하루 20g 이상

칼슘 등급 : A- 또는 A0

칼슘[2]을 하루 1,200~2,000mg 섭취하면 이미 대장 용종이 생겼던 사람에게서 용종의 재발을 줄이는 효과가 있다. 뿐만 아니라 대장암의 위험도 낮춘다. 10~20% 위험을 줄이는 것으로 보고되고 있다. 칼슘이 대장암의 위험을 어떻게 낮추는지는 아직 정확히 모르지만, 칼슘이 장내 세포의 분화를 촉진하고 증식을 억제한다고 알려져 있다.

하지만 하루 2,000mg 이상의 칼슘을 복용하면 심혈관계질환의 위험을 높인다고 알려져 있으니 고용량의 칼슘 섭취는 주의해야 한다.

칼슘 1,000~1,800mg/일

우유와 유제품 등급 : A0

우유와 유제품 역시 하루에 400g(우유 작은 것 두 팩 정도) 섭취했을

---

2 여기서 대장암 예방의 효과는 아스피린의 대장암 예방 효과인 40%를 기준으로 등급을 매겼다.

때 대장암 위험을 17%나 줄인다. 우유의 암 예방 기전은 밝혀지지 않았는데, 부분적으로는 칼슘과 관계가 있을 것이다. 유제품 속에 들어 있는 프로바이오틱스로 인한 효과라는 주장도 있지만, 아직 그 증거는 미약하다. 반면 우유 400g의 칼슘 양은 약 200mg 정도밖에 되지 않는데도 칼슘 1,000mg 섭취와 비슷한 효과가 있다는 건 칼슘 외 다른 기전으로 우유의 효능이 있다는 것을 암시한다.

추천 복용량

우유 400ml/일

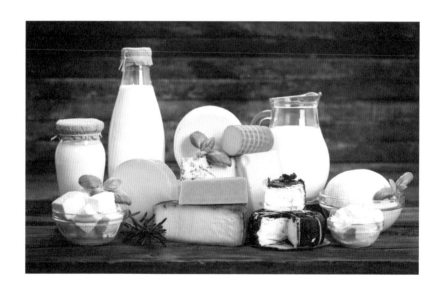

비타민 B6 등급 : A0

비타민 B6(피리독신)는 체내에서 신경 기능에 관여하며, 독성물질인 호모시스테인 농도를 낮추는 데 기여하기도 하고, 단백질 대사에도 관여하는 다양한 기능을 가지고 있는 비타민이다. 부족한 경우 다른 수용성 비타민 B군처럼 손저림, 발저림, 구순염이 생기거나 입안이 헐고 피부염이 잘 생기게 된다.

그런데 놀랍게도 B6가 대장암 발병을 낮추는 데도 기여한다고 한다. 정확한 기전은 알려져 있지 않지만, '단일탄소대사'라고 부르는, 세포의 증식에 중요한 생화학반응에 사용되는 비타민이기 때문에 이와 연관이 있지 않을까 짐작해 보는 정도다. 장 점막도 일종의 피부이기 때문에 장 점막의 염증을 낮춰주는 역할을 하지 않을까 싶다. 5mg 복용 시 약 17% 위험률이 감소한다.

추천 복용량

비타민 B6(피리독신) 5mg/일

야채와 과일 등급 : A-

야채와 과일은 대장암뿐 아니라 전반적으로 암에 권장되는 식품군이다. 하루 100g 이상으로 먹을 경우 약 9% 정도의 위험감소 효과가 있다. 대장암에서는 하루 100g이 넘어가면 이후부터는 많이 먹든 적게 먹든 대장암 발병 위험에는 큰 차이가 없다고 한다. 100g은 사과 반 개 정도, 시금치 한 움큼, 당근 반 개 정도면 섭취가 가능하다. 생각보다 많은 양은 아니라 실천할 수 있을 것이다.

추천 복용량

야채와 과일 100g/일 이상

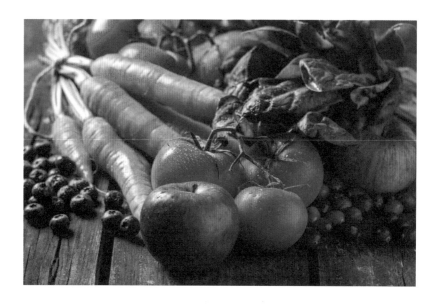

아스피린이 대장암을 예방하는가?

진통제 시장의 조상님 격이라고 할 수 있는 아스피린이 대장암 예방에 효과가 있다는 얘기는 수십 년간 의학계에서 논란거리였다. 이제는 효과가 있는 것으로 굳어져가고 있는데, 아마도 아스피린이 억제하는 염증반응 관련 효소가 암 발생 기전에도 작용하는 것으로 보인다. 대상군 나이가 많을수록, 오래 복용할수록 아스피린의 효과는 증가하며, 약 40~50%의 대장암 효과가 있는 것으로 보인다.

그렇지만 아스피린을 먹으면 뇌출혈 등 출혈성질환 위험이 증가하므로 무턱대고 모든 사람에게 쓸 수는 없다. 심혈관질환 위험이 10% 이상인 사람(의학계 내에서는 논란이 있으므로 주치의와 상담하는 것이 좋다), 대장암 고위험군에 해당하는 사람이라면 평생 약을 복용할 것을 추천한다. 추천 용량은 75~100mg이다. 복용이 필요하다고 판단이 든다면 가까운 병원을 찾아 상담을 받고 시도하는 것이 좋겠다.

심혈관질환의 위험을 자가진단해 볼 수 있는 'CV칼큘레이터(CV Calculator: 심혈관 위험 계산기)'라는 것이 있으니 참고하기 바란다(도표 1-3). 준비물로는 가장 최근의 건강검진 피검사 결과 항목이 필요하다.

먼저 'Heart Risk Caculator(http://www.cvriskcalculator.com/)' 사이트에 들어가서, 순서대로 나이(age), 성별(gender), 인종(race)을 기입하고 가장 최근의 건강검진 피검사 결과 항목을 가지고 해당되는 수치들을 찾아 기입한다. 총 콜레스테롤(Total cholesterol), HDL 콜레스테롤(HDL cholesterol), 수축기 혈압(Systolic blood pressure), 이완기 혈압(Diastolic blood pressure)을 기록하고 혈압약으로 치료를 받았는지(Treated for high blood pressure), 당뇨가 있는지(Diabetes), 현재 흡연 중인지(Smoker)를 기입한다. 마지막으로 '계산하기(calculate)'를 누르면 10년 내 허혈성 심질환이나 뇌졸중이 올 위험이 몇 %인지 계산해 준다.

[도표 1-3] 심혈관질환 위험 계산기

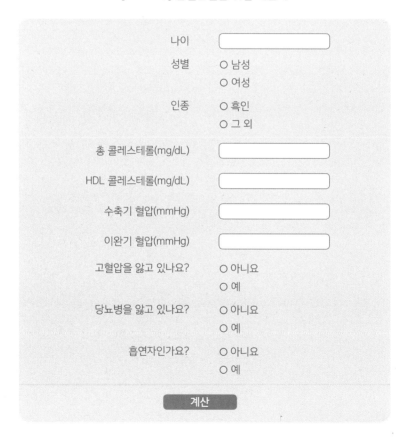

류머티스 관절염,
"손가락에 변형이 와요"

마르고 기품 있어 보이는 50대 여성이 진료실에 찾아왔다. 자신은 류머티스성 관절염을 앓은 지 6년이 되었다고 했다. 가녀린 손을 꺼내 보였다. 류머티스성 관절염의 특징은 관절 구조에 변화가 와서 예뻤던 손도 조금씩 뒤틀리게 된다.

"선생님, 류머티스 관절염에 좋은 영양제는 없나요?"

아마도 어디선가 내가 퇴행성 관절염에 좋은 영양제를 권한다는 얘기를 들은 모양이었다. 하지만 안타깝게도 류머티스성 관절염에 대한 연구는 잘 되어 있지 않아서 퇴행성 관절염에 좋은 영양제가 류머티스성 관절염에도 좋은지는 장담할 수 없다고 안내했다.

퇴행성 관절염과 류머티스성 관절염은 서로 다르다. 둘 다 관절 구조에 변화가 올 정도로 큰 영향을 미치지만, 관절을 자주 오래 써서 닳아 생기는 퇴행성 관절염과 달리 류머티스성 관절염은 '자가면역'이 작용한다. 자가면역이란 자기가 자신을 공격하는 것으로, 원래는 외부에서 침투한 세균을 공격하는 몸속의 군대 역할을 하는 세포가 관절에 있는 세포를 공격하는 것이다.

"그럼 맞는 영양제는 없나요……?"

"있습니다."

기전이 자가면역이기 때문에 류머티스성 관절염의 치료는 통증 조절에만 있는 것이 아니라 자가면역을 잡는 데 초점이 맞춰져 있다. 다른

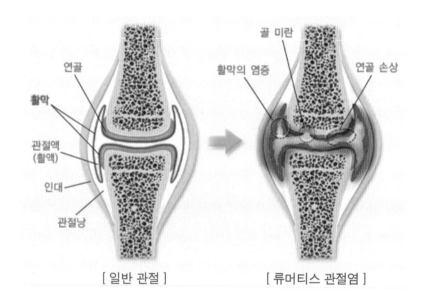

[일반 관절]   [류머티스 관절염]

관절염 치료제에 비해 양이 좀 독한 편이지만, 그럼에도 불구하고 독한 치료를 강행하는 건 류머티스성 관절염을 그대로 놔두면 여러 관절에 변형이 생기기 때문이다. 그렇게 되면 결국엔 관절뿐 아니라 폐, 심장, 신장 등의 주요 장기까지 침범할 수 있다.

영양제는 보조적으로 도움이 된다고 얘기하고, 체중 조절의 중요성을 강조했다. 먹는 약 중에 체중 증가를 불러오는 약도 있기 때문에, 체중이 증가하면 관절에 무리가 갈 수 있는 상황을 만들지 않기 위해 미리 조심해야 한다고 환기했다.

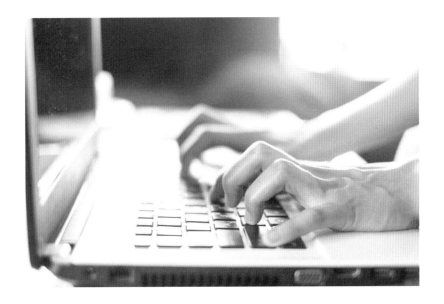

류머티스성 관절염은 면역질환이다

아직도 확실한 원인은 모르지만, 지금 밝혀진 류머티스성 관절염의 병인은 이렇다. 관절 내 활막이라는 곳에 염증이 생겨 그곳에 몸속 군대 역할을 하는 세포들이 몰려와 염증 반응을 일으킨다. 정상적이라면 염증이 가라앉고 그 부위가 재생이 되어야 하는데, 류머티스성 관절염인 경우 염증 반응이 그대로 남아 주위 조직까지 서서히 파괴한다. 그래서 현대의 의사들은 관절에 '자가면역'이 생겼다고 이해하고 있다.

사례의 환자처럼 주로 중년기 여성에게 많이 찾아오지만, 20대나 60대 중에도 간혹 찾아볼 수 있다. 피로감, 식욕부진, 관절 쇠약감 등의 애매한 증상이 먼저 나타나는데, 환자들이 병원을 찾게 되는 증상은 조조강직(早朝强直)이다. 조조강직이란, 아침에 일어났을 때 관절이 뻣뻣해져 움직이기 힘든 증상이다. 다른 관절염에도 나타나는 증상이지만, 류머티스성 관절염에서는 이 증상이 30분~1시간 이상으로 길게 나타나는 것이 특징이다.

류머티스성 관절염의 치료는 퇴행성 관절염처럼 증상만 잡으면 절대 안 된다. 질병이 천천히 진행되어 심장 등의 기관까지 침범해 버리기 때문이다. 스테로이드나 진통제 외에 질병의 경과를 늦출 수 있는 약을 써야 한다. 이때 약효를 보기 위해서는 어느 정도 부작용의 위험을 감수해야 한다. 보조적으로 사용하는 영양제가 항류머티스제의 필요 용량을 줄일 수 있을지는 의문이지만, 진통제나 스테로이드제의 용량을 줄이는 데는 도움이 된다.

류머티스성 관절염에 도움이 되는 영양제는 감마리놀렌산(GLA: gamma-linoleic acid)이다.

감마리놀렌산의 등급 : A0

오메가 6의 일종으로, 식물성 유지에서 발견된다. 보리지 오일, 달맞이꽃 오일, 블랙커랜트씨 오일에 많이 들어 있다. 통증을 줄여주고, 관절의 경직도 줄여준다.

추천 복용량
감마리놀렌산 1,400mg/일

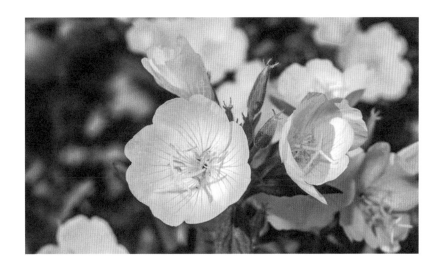

2장

대사질환,
혈관질환에는
식사를 바꾼다

고혈압 경계에 있다면
다이어트는 필수

"선생님, 혹시 고혈압에 좋은 영양제는 없나요?"

34세 이상권(가명) 씨는 직장에서 실시한 건강검진에서 '고혈압 위험'이라는 통보를 받았다. 당시 의사에게 고혈압에 좋은 식이요법과 운동 등 생활습관에 대한 교육을 개략적으로 받고 이전의 생활습관을 바꾸기 위해 노력중이다. 하지만 시간이 갈수록 쉽지 않음을 느끼고 있다. 처음에 일주일에 세 번 이상 가려고 했던 헬스장은 일주일에 두 번, 바쁠 때는 한 번밖에 가지 못할 때가 많다. 채소와 과일을 평소에 많이 섭취하고 있으나 잦은 회식으로 야식과 술은 줄이기가 쉽지 않다. 사실 몸이 아픈 것도 아니고 고혈압 진단을 받은 것도 아닌데, 아직은 괜찮지 않나, 하는 생각도 든다.

"운동을 열심히 하기가 힘드신가 봐요……."

"네…… 회사에서 야근하고 집에 오면 피곤해서 자꾸 가지 않게 되네요."

혈압을 재보니 132/84mmHg이었다. 이 정도 혈압은 약 먹을 정도는 아니지만, '고혈압 전 단계'에 해당한다. 수축기 혈압이 120~139mmHg이거나 확장기 혈압이 80~89mmHg일 때 '고혈압 전 단계'로 정의된다.

비만도를 재보니 과체중이다. 조금만 몸무게가 늘면 비만에 해당할 듯하다. 이상권 씨는 비만도(BMI: Body Mass Index)가 24.8이었다. 비만도는 체중을 키(m)의 제곱으로 나눈 것으로, 예를 들어 키가 170cm에 몸무게가 65kg이면 비만도는 65÷(1.7×1.7)로 계산해서 22.49가 된다. 비만도가 23 이상 25 미만이면 과체중에 해당한다.

[도표 2-1] 비만도 체크

저체중	정상	과체중	1단계 비만	2단계 비만
18.5 미만	18.5 이상 23 미만	23 이상 25 미만	25 이상 30 미만	30 이상

출처: 대한비만학회

환자에게 혈압은 140/90mmHg까지는 잘 조절되고 있는 거라고 안심시켰다. 하지만 추세적으로 혈압이 점점 높아지고 있다면 혈압약을 복용해야 한다는 경고와 함께, 운동할 시간이 여의치 않으면 음식 양을 줄여 다이어트할 것을 권했다.

고혈압 전 단계라면 '나는 아직 아니야'라고 안심할 일이 아니다. '노란색 경고등' 상태이지만 충분히 위험하다. 고혈압 전 단계인 사람들은 4~5년 후 20~30%의 확률로 고혈압 환자가 되기 때문이다. 또한 고혈압은 심근경색, 뇌경색의 이전 단계이기도 하다. 고혈압 전 단계 상태에서 스스로 잘 관리하면 정상으로 돌아가지만 계속 건강에 신경쓰지 않고 하던 대로 살게 되면 아차 하는 사이에 갑자기 고혈압으로 간다. 그렇게 생활습관을 바꾸지 못한 사람은 금방 또 뇌경색이나 심근경색이 생길 가능성이 높아진다(도표 2-2 참조).

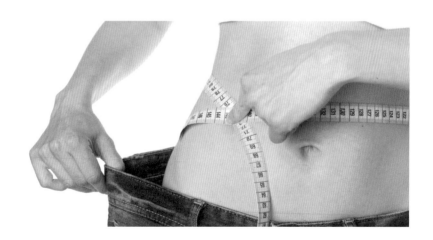

[도표 2-2] 심혈관 위험인자와 무증상 장기 손상

☑	심뇌혈관질환 위험인자
☐	나이 남≥45세, 여≥55세
☐	흡연
☐	비만(체질량지수≥25kg/㎡) 또는 복부비만(복부둘레 남〉90cm, 여〉80cm)
☐	이상지질혈증(총 콜레스테롤≥220mg/dL, LDL 콜레스테롤≥150mg/dL, HDL 콜레스테롤〈40mg/dL, 중성지방≥200mg/dL)
☐	공복혈당 장애(100≤공복혈당〈126mg/dL) 또는 내당능 장애
☐	조기 심혈관질환 발병 가족력(남〈55세, 여〈65세)
☐	당뇨병(공복혈당≥126mg/dL, 경구 당부하 2시간 혈당≥200mg/dL, 또는 당화혈색소≥6.5%)

출처: 「대한고혈압학회 진료지침」, 대한고혈압학회, 2013

　　도표에서 위험인자에 많이 해당될수록 뇌경색, 심근경색 등의 심혈
관질환에 걸릴 위험이 높아진다.

약보다 생활습관, 바꾸는 게 이득이다

그러면 이상권 씨는 어떻게 해야 할까? 우선은 이전 진료에서 교육받았던 대로 운동하고, 음식 조절하고, 술을 줄여야 할 것이다. 여기에 한 가지를 더하자면 혈압을 낮추는 영양요법이 있다. 한 가지 영양소에 의존하는 게 아니라 여러 가지를 같이 섭취해야 만족할 만한 효과를 거둘 수 있다고 말씀드렸다.

고혈압이란, 18세 이상의 성인에서 수축기 혈압 140mmHg 이상이거나 확장기 혈압 90mmHg 이상이 나타나는 경우를 말한다. 통계치를 보면 고혈압은 국민병이다. 전 국민 중 939만 명이 고혈압을 앓고 있다. 하지만 완치시킬 방법이 없다시피 한 것으로 여겨지는 병이기도 하다. 고혈압 1천만 명 시대를 앞두고 있는 지금 상황에서, 평생 약을 먹는 것으로 해결할 것이 아니라 다른 방법이 없을까 찾아보는 환자들이 많은 것도 무리는 아니다.

고혈압은 크게 두 가지로 나뉜다. 고혈압이 특정 질환의 증상 중 하나로 발생하는 경우는 2차성 고혈압이라고 한다. 반면 원인 질환이 발견되지 않는 경우는 본태성 고혈압이라고 진단한다. 대부분의 환자는 본태성 고혈압이며, 우리가 흔히 알고 있는 고혈압의 개념이 이것이다.

본태성 고혈압이 생기는 근본적인 이유는 명확하지 않다. 보다 정확하게 얘기하자면 원인이 한두 가지가 아니라 복잡해서 파악하기 힘들다는 것이 맞을 것이다. 음주, 흡연, 나이, 운동부족, 비만, 스트레스 등의 환경적인 요인과 가족력 등의 유전적인 요인이 혼재되어 있다. 어떤 이유로든 혈관의 건강이 나빠지고, 심장 건강이 나빠지면 고혈압이 된다. 고혈압 관련 인자 중에서 유전적인 것은 우리가 바꿀 수 없지만, 환경적인 요인은 조절할 수 있다. 환경적인 요인만 개선해도 혈압은 낮아진다. 주 3회 이상 하루 30분 이상의 중등도 강도 유산소운동, 근력운동, 과도한 음주 줄이기, 금연하기 등 여러 가지 환경 요인을 개선하면 혈압이 정상 수준으로 돌아오는 경우를 많이 보았다.

고혈압 영양요법, 대시 다이어트

꾸준한 운동을 실천하기 힘든 직장인에게 고혈압 관련 인자 중 바꾸기 가장 쉬운 환경 요인은 어찌 보면 음식이다. 식생활과 관련해 고혈압에 좋은 영양소에 관해 자세히 알아보겠다.

고혈압, 고지혈증 등 심혈관질환에는 대시(DASH) 다이어트 연구가 많이 되어 있기 때문에 이 책에서 큰 비중으로 소개하고 있다. 지켜야 할 것이 너무 많다는 것이 단점이긴 하지만, 효과는 좋다. 사실 일반인이 지키기에 편리한 걸 따지면 '지중해식 식사요법'이 이상적이긴 하다. 먹어보면 한국인 입맛에 잘 맞기도 하다. 식물성 기름을 많이 쓰기 때문에 조금 기름지긴 하지만, 올리브 오일 대신에 참기름이나 들기름을 쓰면 우리나라 식단에 맞추기도 쉽다.

고혈압에 도움이 되는 대시 식이요법 등급: A++

대시 식이요법[3]은 의학자들이 혈관성질환에 좋다고 알려진 식습관들을 모아서 만든 식이요법이다. 고혈압에 좋은 식습관이라는 뜻의 영어 'Dietary Approaches to Stop Hypertension'의 알파벳 첫 글자를 따서 붙인 이름이다. 이 대시 요법은 현재까지 연구된 식이요법 중 혈압강하 효과가 가장 뛰어나다. 다른 식이요법에 비해 나트륨 섭취가 적은 것이 특징이다.

　대시 요법을 8주 동안 실시한 고혈압 환자들의 경우 2주 만에 혈압이 빠르게 떨어지기 시작했으며, 수축기 혈압이 약 11.4mmHg 낮아지고, 이완기 혈압은 약 5.5mmHg 낮아졌다. 낮아진 혈압은 8주 동안의 식이요법을 유지하고 멈춘 이후에도 6주 정도 유지되었다. 이 정도면 혈압약 한 알과도 견줄 만한 효과다.

　대시 식이요법은 외국에서 개발되었으므로, 이를 한국에 적용할 때는 한국의 식이 패턴을 고려해야 좀 더 효과적이다(도표 2-3의 식사계획표 예시 참조). 사실 이에 맞게 식단을 짜서 먹는다는 게 쉽지는 않다. 대시 식이요법에서 한국인이 기억해야 할 핵심은 나트륨 섭취를 줄이는 것이다. 한국인의 식습관은 보편적으로 서양인보다 고기를 적게 먹고 채소는 더 먹지만, 국을 짜게 먹거나 조미료를 쓰면서 나트륨 함량이 증가하는 경향이 있다. 싱겁게 식사하기 위해서는 다음 주의사항이 도움이 될 것이다.

- 소금 함량이 적은 양념을 사용하기
- 간장, 고추장, 된장, 화학조미료 대신 마늘, 참깨, 고추냉이, 생강 등의 향신료와 식초, 레몬즙 등 신맛 나는 소스를 사용하기
- 국물 적게 먹기
- 김치, 장아찌 등은 싱겁게 조리하거나 적게 먹기
- 짠 조림보다 담백한 구이를 사랑하기(구울 때 소금은 적게!)

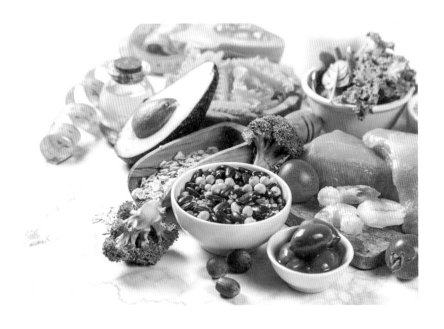

3 고혈압약 기본 단위는 수축기 혈압 약 10mmHg의 혈압강하 효과가 있다. 이와 비교해서 상대적 기준으로 등급을 잡았다.

[도표 2-3] 대시 식이요법 식사계획표

식품군	1회 섭취량	1일 섭취량	
		1,600칼로리	2,000칼로리
곡류군	밥 1/3공기 국수 1/2공기 빵 1쪽 감자 1개 고구마 1/2개	6회	7~8회
채소군	생야채 1컵 익힌 야채 1/2컵 야채주스 1컵	3~4회	4~5회
과일군	중간크기 1개 말린 과일 1/4컵 통조림 과일 1/2컵 과일주스 1컵	4회	4~5회
저지방 무지방 유제품	저지방 무지방 우유 1컵 요거트 1컵	2~3회	2~3회
어육류군	익힌 고기, 닭고기, 생선 90g	1~2회	2회 이하
견과류	견과류 1/3컵 해바라기씨 등 2큰술	3회/주	4~5회/주
지방군	식물성기름 1작은술 저지방마요네즈 1큰술	2회	2~3회
당분류	설탕, 젤리, 잼 1큰술 사이다, 콜라 등 음료수 1컵	0회	5회/주

출처: 국민고혈압 사업단, 2,000kcal/일 섭취 기준

지중해식 식사법과 고혈압 영양요법

의학자들이 조합해서 만든 대시 식이요법과 달리 지중해식 식이요법은 이탈리아, 스페인, 그리스 등 지중해 근처 유럽 국가들이 공통적으로 예전부터 가지고 있던 식습관이나 식이 형태를 가리킨다. 올리브 오일, 생선, 야채, 과일, 통곡물, 와인 등으로 구성되어 있으며, 불포화지방산(필수지방산)과 섬유질이 많이 들어가 있는 것이 특징이다. 대시 식이요법이 어렵게 다가오는 사람은 지중해 식사법으로 대체해도 무방할 정도로 핵심이 되는 식재료가 겹친다.

지중해식 식이요법 등급: A-

지중해식 식이요법은 올리브 오일, 생선, 야채, 과일, 통곡물, 와인 등으로 구성되어 있으며, 불포화지방산과 섬유질이 많이 들어가 있는 것이 특징이다. 대시 식이요법에 비해 조금 더 항산화 역할을 하는 성분이 많이 들어가 있으며, 어류, 올리브 오일, 견과류 등이 더 강조되어 상당히 기름진 식이요법이기도 하다. 그러나 건강한 기름으로 구성되어 있으며, 스트레스 줄이는 데 도움이 되는 레드 와인을 조금 마시라거나, 식사 중 같이 먹는 것을 강조하는 등 문화적인 포인트 역시 대시 식이요법과의 차이점이다.

지중해 식이요법이 강조하는 점은 다음과 같다.

- 건강한 기름을 섭취한다.
- 동물성 기름인 버터보다 올리브유, 카놀라유를 사용한다.
- 도정된 곡류보다는 통곡물을 섭취한다.
- 백미보다는 현미, 정제된 밀가루보다는 통밀로 만든 빵을 선호한다.
- 견과류를 섭취한다.
- 조미료로 소금보다는 허브나 후추를 선호한다.
- 생선류와 가금류를 일주일에 적어도 두 번 이상 섭취한다.
- 혼자 식사하지 말고 친구나 가족과 함께 식사한다.
- 식사 시 레드 와인을 곁들이면 좋다.
- 레드 와인 3잔 이상은 제한한다.

나트륨은 이후에도 언급하겠지만 고혈압에 도움이 되지 않는다. 실제 행해지고 있는 지중해 국가들의 식사는 짠 편인데, 의사들이 권고하는 지중해 식단은 짜지 않다. 따라서 여기서는 실제 지중해식 식사보다는 소금 사용을 적게, WHO 기준으로 1일 2,000mg 정도로 섭취할 것을 추천한다.

지중해 식단으로 올리브 오일을 쓴 경우는 수축기 혈압이 2.3mmHg 떨어졌고, 지중해 식단과 견과류를 함께 섭취한 경우는 수축기 혈압이 2.6mmHg 떨어졌다. 연구 수준은 높지만, 효과 자체는 대시 식이요법에 비해 떨어짐을 알 수 있다. 2,650명을 대상으로 한 다른 연구에 의하면,

지중해 식단은 수축기 혈압을 1.7mmHg, 이완기 혈압을 1.5mmHg 떨어뜨리는 효과가 있었다. 이외에도 공복혈당과 총 콜레스테롤 수치를 조금씩 떨어뜨리는 효과가 있었다.

비타민 C 등급: A0

우리와 가장 친숙하고, 그만큼 오래 연구된 비타민 C가 확실하게 혈압을 낮추는 효과가 있다. 2012년도에 저명한 저널에 실린 연구에 의하면, 평균 8주 동안 하루에 비타민 C 500mg을 섭취한 그룹과 그렇지 않은 그룹을 비교한 결과 고혈압 환자의 수축기 혈압을 4.85mmHg 낮춰주는 효과가 있었다.

추천 복용량

비타민 C 500~1,000mg/일, 8주 이상

비트 등급: B0

비트(Red Beet)는 한국인에게 익숙한 무의 사촌쯤 되는 녀석이다. 다른 말로는 '빨간무'라고 한다. 비트는 산화질소를 만드는 데 필요한 물질인 질산염이 많이 함유된 식물이다. 산화질소는 혈관에서 혈관 직경을 확장시키는 역할을 한다. 비트를 섭취하는 경우 단기적으로 수축기 혈압을 4.4mmHg 내리는 효과가 있다. 아직은 연구가 많지 않은데, 장기간의

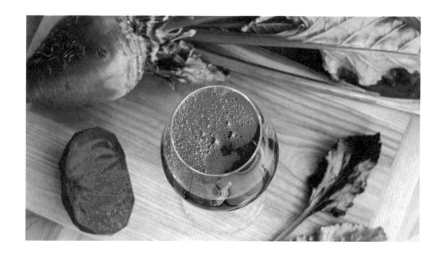

연구가 많이 진행된다면 더 확실한 효과가 입증될 것이다.

　식물을 직접 먹는 경우의 단점이기도 한데, 비트의 질산염 함량은 일정치 않다는 점이 흠이다. 질산염이 비트 1kg당 110~1,379mg 함유되어 있다.

추천 복용량

비트주스 또는 즙 300~500ml/일

엘-아르기닌 등급: B0

엘-아르기닌도 비트처럼 산화질소를 합성하는 데 필요한 원료가 되는 아미노산이다. 하지만 산화질소를 생성하는 경로가 비트와는 다르다.

한 연구에서 엘-아르기닌은 혈압을 내리는 데 효과적이었다. 수축기 혈압을 5.39mmHg 내리고, 이완기 혈압을 2.66mmHg 내리는 효과가 있었다. 하지만 연구가 비교적 최근에 진행되었기 때문에 최적 섭취 용량이나 장기간 섭취 시 혈압에 대한 효과 등은 아직 확실하지 않다.

그런데 아르기닌은 장에서 흡수율이 낮기 때문에 효과를 내려면 많이 먹어야 한다는 단점이 있다. 정맥주사로 맞으면 장을 거치지 않는 장점이 있지만, 매일 정맥주사를 맞기도 힘들다. 시트룰린이라는 아미노산은 '요소 회로'라는 우리 몸속의 화학반응을 통해 아르기닌으로 부분적으로 바뀐다. 그래서 아르기닌 대신 시트룰린을 복용하는 건 어떨까, 하는 물음을 가질 수 있다. 또한 시트룰린은 장에서의 흡수율이 아르기닌보다 훨씬 높다는 중요한 장점이 있다! 안타깝게도 시트룰린의 항고혈압 효과에 대한 논문의 질이 높지 않아 등급을 매기는 힘든 상황이다. 하지만 같은 양을 먹었을 때 아르기닌보다 시트룰린이 혈중 산화질소를 더 높였다는 연구가 있는 걸 고려해 보면, 시트룰린의 가능성은 충분하다고 볼 수 있다.

식품 섭취로는 수박을 추천한다. 하지만 우리가 보통 먹는 빨간 수박에는 1g당 1mg의 시트룰린이 함유되어 있어 약 6g의 시트룰린을 먹으려면 수박 60조각을 매일 먹어야 한다는 부담감이 있다. 따라서 영양제로 하루 6g의 시트룰린 복용을 추천한다.

엘-아르기닌 6~24g/일. 4주 이상

프로바이오틱스 등급: B- 또는 B0

2013년 발표된 702명을 대상으로 한 연구에서 프로바이오틱스가 함유된 발효우유(요구르트)는 수축기 혈압을 3.1mmHg 낮추었고, 이완기 혈압을 1.09mmHg 낮추었다. 고혈압 전 단계와 고혈압 환자에게 효과가 있었으며, 유럽인보다는 일본인에서 효과가 더 좋은 것으로 보아 동양인에게 더 맞는 영양제임을 추측해 볼 수 있다.

또 2014년 발표된 연구에서 프로바이오틱스를 매일 지속적으로 섭취하는 경우(하루 1,000억CFU), 수축기 혈압을 3.78mmHg, 이완기 혈압을 2.86mmHg 내린다고 한다. 프로바이오틱스가 두 종류 이상인 경우 수축기 혈압을 내리는 효과가 5.79mmHg 내리는 것으로 나와 한 종류를 먹을 때보다 권장된다. 또한 기간이 짧은 경우 효과를 보이지 않을 수 있으므로, 8주 이상 섭취하기를 권장한다(4장 참조).

추천 복용량

2가지 이상 유산균 종류 섞인 것으로 100억CFU(마리)/일. 최소 8주

비타민 D 등급: C-, 70세 이상 비타민 D 결핍 여성에서 C++

비타민 D 부족은 고혈압과 관련이 있다고 알려져 있다. 비타민 D 부족 환자 중 고혈압 환자가 많고, 고혈압 환자 중 비타민 D가 부족한 사람도 많으며, 비타민 D 혈중농도가 감소할수록 고혈압을 가지고 있을 가능성도 높다. 하지만 실제로 연구해본 현재까지의 결과, 비타민 D의 복용이 혈압을 낮추는 효과는 약한 편이다. 단 70세 이상의 여성에서는 효과가 높았는데, 실험 대상이 비타민 D 결핍을 가지고 있던 환자군이어서 효과가 더 좋았을 것으로 생각된다.

429명의 환자들을 대상으로 한 연구 결과, 비타민 D 섭취군은 수축기 혈압을 2.44 mmHg 내리는 효과가 있었다. 70세 이상의 비타민 D 결핍 여성 151명을 대상으로 8주 동안 1,200mg의 칼슘과 800IU의 비타민 D3를 섭취한 결과, 수축기 혈압이 평균 13.1mmHg 줄어드는 드라마틱한 결과를 보여주었다(4장 참조).

추천 복용량

비타민 D 800~1,200IU/일, 최소 8주

코코아 플라보노이드 등급 : A-

초콜릿의 주요 원료인 코코아는 우리에게 매우 친숙한 재료이다. 코코아 안의 플라보노이드라는 성분이 혈압을 낮추는 데 효과가 있다고 알려져 있다. 플라보노이드는 산화질소를 올리는 효과 외에도 항산화 효과와 항염증 효과로 혈압을 낮춘다. 재미있는 부분은 플라보노이드는 늘어난 정맥에 있어서는 수축하는 효과를 보여주기도 한다. 이 때문에 정맥성 부종에 처방약으로도 쓴다. 동맥과 정맥에 있어서 정반대의 작용을 한다는 얘기다.

코크란 리뷰(Cochrane Review) 연구에 의하면 2~18주 동안의 코코아 복용은 전 단계 고혈압 환자와 고혈압 환자 그룹에서 수축기 혈압을 2.8mmHg, 이완기 혈압을 2.2mmHg 낮추는 효과를 보여주었다.

안타깝게도 연구들에서 코코아 복용량의 편차가 매우 크다. 식품 섭취로는 카카오닙스를 사서 먹거나 다크초콜릿을 먹으면 된다. 다크초콜릿 100g에는 약 170mg의 플라보노이드가 들어 있으므로, 효과를 제

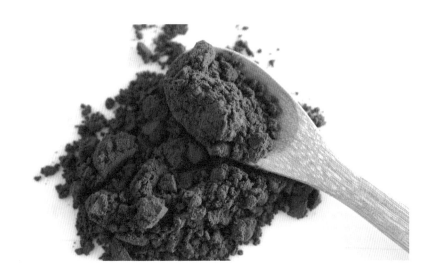

대로 보려면 100g짜리 초콜릿 세 개 정도를 매일 먹어야 한다. 참고로 다른 식품과 마찬가지로 카카오 역시 가공되면서 플라보노이드 함량이 훅 줄어든다. 카카오 식물에서 카카오 씨를 수확한 후 말리고, 가루로 만들고 발효하는 과정을 거쳐 코코아 가루 또는 코코아 즙을 만든다. 이를 원료로 하여 우유, 설탕 등의 재료를 섞어 초콜릿을 만든다. 이 과정을 거치면서 원재료에 있던 플라보노이드의 양이 줄어든다(정확히 추정하긴 어렵지만, 약 10분의 1 정도로 준다). 가공 전의 카카오 가루를 접할 수 있는 원산지의 농부들이 부러울 따름이다.

추천 복용량

코코아 3.6~105g/일(30~1,080mg 플라보노이드/일), 2~18주 이상

칼륨(포타슘) 등급: B0 또는 B+

소금을 꼭 줄이지 않고도 건강한 식사를 하는 방법은 없을까? 소금을 지나치게 섭취하지 않는다는 전제 하에 제안하자면, 한 가지 방법이 있다. 바로 칼륨 섭취를 높이는 것이다. 칼륨은 나트륨과 짝을 이루는 미네랄이다. 둘이 힘을 합쳐 체내 삼투압을 유지하고(다른 말로 세포의 모양과 크기를 유지하고) 산과 알칼리의 균형을 유지하는 역할을 한다. 이러한 역할을 수행하기 위해 나트륨은 혈중에 많고, 칼륨은 세포 내에 많다. 또한 신경 신호의 전달에도 중요한 역할을 한다. 혈압에 대해서는,

우리 몸에선 나트륨을 배출할 때 전해질의 균형을 맞추기 위해서 칼륨을 흡수한다(둘 다 양이온이라 그렇다).

칼륨은 여러 기전이 있지만 대표적인 효과로 나트륨의 배출 증가 효과가 있다. 이로써 소금을 많이 먹어도 칼륨도 많이 먹으면 소금이 배출되는 효과로 인해 나트륨이 생각보다 체내에 쌓이지 않는다. 뿐만 아니라 인슐린 저항성을 개선시키고 산화 스트레스를 감소시키며, 혈압을 높이는 호르몬인 노르에피네프린과 에피네프린의 체내 반응을 줄이는 등의 여러 효과로 혈압을 줄인다.

칼륨을 두 배로 먹을수록 수축기 혈압을 4~8mmHg 감소시키며 이완기 혈압을 2.5~4mmHg 감소시킨다. 영양요법이 일반적으로 그렇듯이 나트륨 섭취가 높고 칼륨 섭취가 낮았던 그룹에서 효과는 더 좋다. 그러나 칼륨 섭취가 높다고 자만하는 것은 금물이다. 나트륨 섭취는 매일 2,000mg을 목표로 제한해야 한다.

칼륨은 추천 섭취량이 있긴 하지만, 그보다는 나트륨과의 밸런스가 더 중요하다. 나트륨 1일 목표 복용량이 2,000mg인 것을 생각해 보면 한국인은 그보다 많이 먹는 것을 감안해, 1일 칼륨 목표 복용량은 추천량인 4,700mg보다 훨씬 높은 8,000~10,000mg이어야 한다. 감자 한 개에 야 700~800mg의 칼륨이 들어 있음을 고려하면 하루에 감자 10개를 섭취해야 한다는 결론에 이른다. 4:1 또는 5:1의 비율은 연구 데이터상 이상적인 수치이며, 하루 4,700mg 이상의 칼륨 섭취를 목표로 하고 나트륨을 적게 섭취하기 위한 노력을 기울이는 것이 가장 현실적이다. 칼륨이 많이 함유된 음식은 무, 감자, 고구마가 대표적이다. 음식에 대한 자세한 내용은 뇌졸중의 '칼륨' 부분을 참고하면 된다.

추천 복용량

칼륨(포타슘) 4,700mg/일, 나트륨과의 추천 비율 4:1~5:1

당뇨 전 단계, 손쓰지 않으면 10년 내 당뇨가 된다

"당뇨 전 단계라는데, 어떻게 해야 되나요?"

네 식구의 가장인 40대 김호명(가명) 씨는 최근 직장에서 실시한 건강검진에서 충격적인 소식을 들었다. 혈당이 높아져 '당뇨 전 단계'에 해당한다는 진단을 받았기 때문이다.

"선생님, 제가 당뇨 전 단계라고 하는데…… 어떻게 해야 될까요? 약을 먹어야 하나요?"

"아닙니다. 식사와 운동요법으로 충분히 조절 가능한 단계라서, 열심히 하시면 정상으로 되돌아갈 수 있습니다."

'당뇨 전 단계'는 당뇨 환자와 정상인 사이에 위치한 개념이다. 식사를 하지 않고 아침에 재는 공복혈당을 기준으로 '공복혈당장애'가 있는

지, 식후 2시간 혈당을 기준으로 '내당능장애'가 있는지 확인해서 진단한다.

당뇨 전 단계로 진단받은 사람들의 대부분은 10년 내에 당뇨병으로 진단된다. 그리고 매년 당뇨에 걸릴 위험이 2~14% 증가한다. 당뇨병의 '노란색 경고등'이 들어온 것이다. 이럴 때 당뇨병 발병을 늦추거나, 아예 오지 않게 하는 방법이 운동과 식습관의 조절이다. 잘 조절하면 신호등이 파란불로 바뀌지만, 그렇지 않다면 조만간 빨간불로 바뀔 가능성이 매우 높다.

이럴 때 당뇨가 된다

당뇨병도 고혈압처럼 여러 종류가 있는데, 여기서 당뇨 환자라 함은 정확하게는 '제2형 당뇨병 환자'를 가리킨다. 한국인 당뇨환자 대부분이 제2형 당뇨병을 앓고 있기 때문에 이에 초점을 맞추었다. 제2형 당뇨병의 특징은 인슐린 저항성이 증가한다는 데에 있다. 우리 몸에는 인슐린이라는 호르몬이 나와서 간, 근육, 신장 등 몸 속 여러 기관에서 혈당을 낮추는 쪽으로 작용한다. 제2형 당뇨병 쪽으로 가면 갈수록 인슐린이 몸에서 작용하는 효과가 갈수록 줄어든다. 몸의 여러 부분에서 같은 양의 인슐린이 와도 반응이 덜해지는, '인슐린 저항성'이 생기는 것이다. 이 '인슐린 저항성'을 어떻게 줄이느냐가 당뇨 전 단계에서 당뇨병으로의 진행을 막는 키 포인트다.

다음과 같이 내당능장애이거나 공복혈당장애일 때 당뇨 전 단계로 정의한다.

- 식후 2시간 혈당이 144~199mg/dL이면 내당능장애
- 식전 혈당이 100~125mg/dL이면 공복혈당장애

보통 건강검진 할 때에는 아침을 굶고 오라고 해서 혈당을 평가한다. 이 혈당이 식전 혈당에 해당되며, 100mg/dl이 넘었다면 안타깝게도 이미 당신은 '공복혈당장애'에 해당된다.

사례의 김호명 씨는 비만도가 24.0으로 과체중에 해당했다(도표 2-1 참조). '코크란 리뷰'라는 권위 있는 연구에 의하면, 1년 내 체중 2.8kg을 줄이고, 비만도 1.3만 줄여도 당뇨에 걸릴 위험이 상당히 줄었다고 한다. 게다가 다이어트는 고지혈증, 고혈압에도 효과가 좋으므로 일석삼조의 효과를 노릴 수 있다. 이런 효과라면 식이요법과 운동을 안할 이유가 없다. 습관을 바꾸기가 힘든 것이 문제일 뿐이다.

"소주는 일주일에 몇 번 드시나요? 한 번 드실 때는 얼마나 드시는지요?"

"회식이 조금 있는 편이라…… 일주일에 한 번, 소주 한 병 정도 먹고 있어요."

술을 많이 마시는 분들은 일주일 2회 이하, 한 번 마실 때 소주 기

준으로 석 잔 이하로 줄이는 것이 좋다. 회식 수를 줄이든지, 아니면 소주를 반 병으로 줄이길 권했다. 다행히 흡연은 하고 있지 않은데, 담배를 피는 경우 줄이거나 금연을 하려고 노력해야 한다.

사례의 환자는 일이 바빠서 운동은 하고 있지 않았는데, 사실 정말 운동할 시간이 없을 정도로 바쁜 사람은 드물다고 생각한다. 주말에 쉴 때라도 운동을 해야 한다. 아마 의사 앞에서는 민망하니까 그럴듯한 구실을 대는 경우가 대부분일 것이다. 몇십분이라도 시간을 내서 유산소운동이나 근력운동을 해야 한다. 실제로 꾸준한 유산소운동과 근력운동은 실제로 혈당 수치를 낮춘다. 유산소운동은 일주일 3회 이상, 한 번 할 때 30분 이상 숨이 약간 찰 정도로 하는 것이 좋다. 또한 일주일 총 4시간 이상의 유산소운동을 하는 것이 좋다. 근력운동은 주 2~3회 등, 배, 엉덩이 등 코어근육 위주로 하는 것이 추천된다. 과체중이나 비만인 분들은 식이조절, 운동 등을 통해 몸무게를 정상으로 되돌리는 것이 굉장히 중요하다. 비만인 분들이 5% 이상 몸무게를 줄인 경우는 당뇨병으로 갈 가능성을 줄였다.

당뇨병 전 단계 식이요법으로 가장 추천되는 것은 탄수화물, 단백질, 지방을 포함한 전 영양소가 골고루 들어 있는 식사다. 특히 녹색채소에는 당뇨 전 단계에서 당뇨병으로 가는 것을 늦춰주는 마그네슘이 많이 들어 있으므로 이를 자주 섭취하려는 노력이 필요하다.

당뇨 전 단계에서 정상으로 되돌리는 영양요법

마그네슘 등급: A+

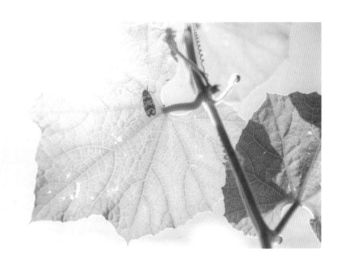

당뇨의 영양요법에서 가장 근거가 높은 성분 중 하나가 이 '마그네슘'이다. 마그네슘은 엽록소의 일부분을 구성하고 있는 미네랄로 녹색채소에 많다. 시중 약에 비해 혈당을 떨어뜨리는 효과는 낮을지 모르나, 당뇨 전 단계에 있는 사람들이 마그네슘[4]을 복용할 경우 당뇨병으로의 이행을 막는 효과가 있다. 10년 미만의 기간 동안에 있었던 연구를 종합하면 약 21% 위험을 줄였다. 일정 양까지는 시중 약보다 부작용이 적어 안전

---

4 식사요법만 한 경우보다 메트포르민을 1,000mg 추가한 경우 공복혈당은 약 30mg/dℓ, 당화혈색소(HbA1c)는 약 1% 더 감소한다. 이 등급은 HbA1c를 기준으로 했다.

하므로 충분히 영향력 있는 보조제로 추천할 만하다.

하지만 이미 당뇨로 진단된 환자에게 마그네슘이 효과가 있는지는 아직까지는 논란이 있다.

마그네슘 복용 시에는 식사에 포함되는 양까지 생각해 1일 권장량 350mg을 넘기지 않도록 한다. 그 이상 넘어갈 경우 설사 등의 과다섭취 부작용이 생길 수 있다(4장 참조).

추천 복용량

원소 마그네슘 기준 100~200mg/일

비타민 D 등급: B-

비타민 D는 일반인보다 당뇨 환자에게 더 부족하다고 알려진 성분이다. 한국인의 약 70~80%가 비타민 D 부족군이라고 하는데, 당뇨 환자라면 여기서 더 부족한 상태라고 봐야 한다. 비타민 D가 과연 당뇨 환자에서 혈당 조절 효과가 있는지에 대해서는 논란이 있어왔지만, 최근 나온 종합적인 연구 결과에서는 약하지만 효과가 있다고 보고되었다(비타민 D에 대해 자세한 내용은 4장 참조).

고혈압에서 소개했을 때와 마찬가지로 복용한다. 한국인 영양섭취 기준에 따르면 일반 성인의 권장량은 800IU이지만, 부족한 군에서는 2,000IU 정도는 복용해야 혈중 비타민 D 농도가 오른다. 지용성 비타민이라 많이 먹을수록 체내에 쌓이는 경향이 있어, 두 달 정도 복용 후에는 800~1,000IU로 낮춰 복용해야 한다. '버섯'이 비타민 D가 많은 음식의 대표격이다.

추천 복용량

결핍 대상군에서 비타민 D 2,000~5,000IU/일, 4~8주

아연 등급: C+

시중에 아연이 포함된 미네랄 복합제가 당뇨병 건강보조식품으로 많이 알려져 있다. 임상연구 수준은 낮은 편이지만 최근에 메타분석이 나오는 등 괜찮은 결과들이 나오고 있다.

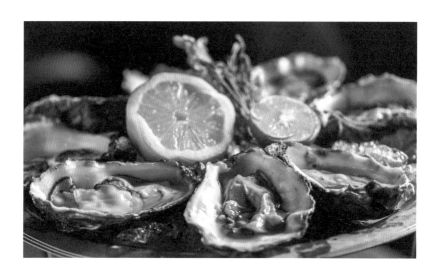

3,978명을 대상으로 한 2013년도 연구 결과에 따르면 아연은 당화혈색소(HbA1c)를 0.64% 낮추는 효과가 있다고 한다.

아연은 복통, 구역질 등의 부작용 증상이 나타날 수 있지만, 영양 섭취 기준과는 별개로, 하루 100mg 섭취까지는 큰 부작용이 없다고 알려져 있다. 보건복지부가 정한 아연의 상한 섭취량은 19세 이상은 하루 35mg, 15~18세는 30mg, 12~14세는 25mg, 9~11세는 20mg, 6~8세는 13mg이다.

아연이 많이 함유된 음식의 대표는 단연코 '굴'이다(4장 참조).

추천 복용량

아연 0~25mg/일

견과류 등급: B--

최근 450명을 대상으로 한 연구 결과 견과류의 혈당 효과가 더 확실하게 밝혀졌다. 이들을 대상으로 3주 이상 하루에 평균 56g의 견과류를 복용시킨 결과, 공복혈당이 2.7mg/dl 줄었고, 당화혈색소 역시 미미하지만 확실히 줄었다.

그런데 56g의 견과류는 아몬드로 치면 약 46알 정도다. 효과는 있지만 견과류만 복용해서는 큰 효과를 거두기 힘들다는 의견이 많다.

홍삼과 인삼 등급: B0

2000년대 초부터 본격적으로 인삼과 홍삼의 당뇨에 대한 효능이 현대의학의 주목을 받았다. 인삼은 혈당강하 효과가 있다. 하지만 이게 일시적인 효과인지, 실제로 당뇨병의 진행을 더디게 하는 효과가 있는지는 불분명하다. 770명을 대상으로 한 연구 결과, 인삼은 당뇨 환자군에서 식전 혈당을 약 15mg/dl 떨어뜨렸다. 하지만 3개월간 혈당이 잘 조절되었는지를 나타내는 당화혈색소는 변화가 없었다. 인삼 종류는 미국산 인삼(Panax quinquefolius)보다 고려인삼(Panax ginseng)이 연구가 더 잘 되어 있어 이를 추천한다.

추천 복용량

고려인삼 추천 복용법: 가루 1~3g/일

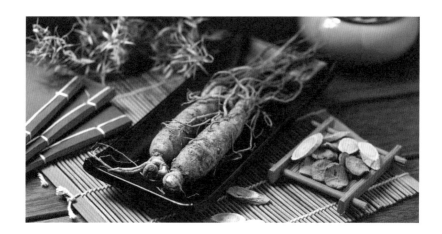

엘-카르니틴 등급: C0

엘-카르니틴은 근래 들어 활발히 연구되고 있는 아미노산 영양소이다. 체중도 약간의 감소 효과가 있으며, 미토콘드리아라는 세포 내 기관에서 에너지 대사에 관여한다고 알려져 있다.

우리 몸은 탄수화물, 지방, 단백질이라는 연료를 태워서 살아갈 에너지를 만든다. 그 에너지를 만드는 곳이 바로 미토콘드리아다. 이 미토콘드리아에 지방을 넣어줘서 에너지를 만들 수 있도록 수송 기능을 하는 아미노산이 엘-카르니틴이다. 이것이 부족한 사람은 많지 않지만, 부족한 사람이든 충분한 사람이든 상관없이 엘-카르니틴을 먹으면 미토콘드리아가 지방을 태우는 기능이 좋아져서 효과가 있다.

당뇨 환자 284명을 대상으로 한 연구 결과, 공복혈당을 14.3mg/dl 떨어뜨리는 효과를 보여주었다. 등급은 높지 않지만, 흥미로운 부분이 있어서 소개한다. 당뇨병 합병증이 있는 사람에게서 엘-카르니틴의 혈중 농도가 낮다고 나타났으며, 당뇨병성 신경병증이라고 하는 손발 끝이 저린 증상을 호소하는 당뇨 환자에게 엘-카르니틴을 사용하면 증상 완화 효과가 있다고 보고되었다. 더불어 체중 감소 효과도 약간 있다고 하니 당뇨 환자에게는 금상첨화인 영양성분이다.

추천 복용량

엘-카르니틴 1,000~2,000mg/일

대시 다이어트 등급: B++

고혈압에서 소개했던 대시 다이어트는 당뇨에 있어서도 연구가 진행되고 있다. 당뇨에 있어서 효과의 확실성은 고혈압보다 상대적으로 약하다. 31명을 대상으로 한 2011년도의 저명한 연구에서, 대시 다이어트는 당뇨 환자의 공복혈당을 29.4mg/dl 떨어뜨렸고, 당화혈색소는 1.7% 떨어뜨려 당뇨약을 뛰어넘는 효과를 보여주었다.

마그네슘이나 견과류 등이 대시 다이어트 식단 안에 포함되어 있다는 점, 체중 감량에 도움이 되는 식단이라는 점이 혈당 강하 효과를 가져왔을 것이다. 당뇨병을 잡는 영양요법은 복합적이어야 한다는 걸 시사하는 결과다.

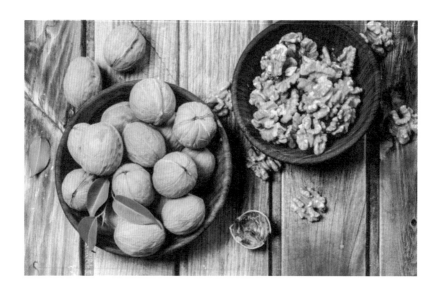

지중해식 식사요법 등급: B++

이것도 역시 앞서 고혈압에서 소개되었던 식사요법이다[5]. 여러 연구들에서 효과가 조금 다양하게 나오는데, 이는 연구들마다 식사요법이 실제적으로 다양하게 행해져서 그런 듯하다. 어떤 연구에서는 13% 위험도를 줄였다고 하고, 저명한 한 연구에서는 당뇨병의 위험률을 30% 줄였다. 지중해 식단으로 식사할 때는 견과류와 올리브 오일의 섭취를 늘리려 노력해야 한다.

---

5 여기서의 등급 기준은 당뇨의 치료로서는 HbA1c 1.0%, 공복혈당은 30mg/dℓ, 예방으로서는 위험도 20% 감소를 최고 기준으로 삼았다.

고지혈증,
"피에 지방이 많대요"

"건강검진을 했는데 피에 지방이 많대요."

30대의 이지혜(가명) 씨는 2년 연속 건강검진에서 이상지질혈증을 조심하라는 결과를 통보받아 상담을 위해 내원했다. 건강검진 기록지를 살펴보니, 총 콜레스테롤은 정상이었으나, LDL 수치가 정상 범위보다 살짝 높았다. LDL(저밀도 지질 단백질) 콜레스테롤은 의사들이 제일 중요시 여기는 수치다. 중성지방(줄여서 TG라고 부른다)도 정상치보다 조금 높게 증가해 있었다. 환자는 지난해와 비교해도 조금 더 높아졌다고 걱정하고 있었다.

혈중 콜레스테롤 수치를 보는 항목은 총 콜레스테롤, 중성지방, HDL 콜레스테롤, LDL 콜레스테롤 등 4가지다. HDL 콜레스테롤은 흔히 '좋은 콜레스테롤'이라고도 부르는 것으로 높을수록 좋다. 반면 '나쁜 콜레스테롤'이라고 부르는 LDL 콜레스테롤은 바람직한 수준에서 높아지지 않도록 관리돼야 한다.

"선생님, 뭘 어떻게 해야 될지 모르겠어요."

"술이나 담배를 하고 계신가요?"

"아뇨, 전혀요."

환자의 비만도를 체크해 본 결과는 정상이었다(도표 2-1 참조). 체중이 정상이고 술과 담배를 하지 않더라도 혈중지질 수치는 높은 경우가 있다. 건강검진 시에 흔히 나오는 소견이다.

"일단 체중은 정상 범위네요. 식습관은 어떠신지요? 채소나 과일은 자주 드세요?"

"아뇨…… 잘 안 먹어요."

"직장에서 스트레스가 좀 있는 편인가요?"

"네…… 요새 조금 힘들어요."

스트레스 증가는 산화 스트레스를 높이는 인자가 되며, 과일과 채소의 섭취는 산화 스트레스를 줄이는 인자다. 이분은 산화 스트레스가 높을 것이라 짐작할 수 있다.

"주로 좋아하는 식단은요?"

"고기 좋아해요. 돼지고기나 닭고기, 소고기요."

"생선은요?"

"안 좋아해요."

역시 예상했던 대로다. 고지혈증에 좋은 지방산인 오메가 3의 섭취는 적고, 포화지방의 섭취가 높은 편이다.

"술은 혹시 하시나요?"

"일주일에 한 번, 소주 반 병 정도 먹어요."

"밥은 얼마나 드세요? 빵은 좋아하시나요?"

"3분의 2공기 정도 먹어요. 빵 좋아하고요."

스트레스가 높으면 밀가루 음식을 더 찾게 되는 경향이 있으니, 요새 빵의 섭취가 증가했을 것이라 예상할 수 있다. 탄수화물 섭취의 증가는 지질 수치에 악영향을 끼친다.

"채소를 자주 드시려는 노력을 해야 돼요. 포만감을 증가시키고 고지혈증을 낮추는 역할을 하는 영양소들이 많이 들어 있어요. 빵을 줄이고 밥을 드세요. 과자도 많이 줄여 보세요. 운동도 안 하고 있다면 유산소운동으로 시작하세요. 혈중의 지질을 낮춰주는 효과뿐 아니라 스트레스를 해소하는 기능도 해주니까요."

이지혜 씨의 사례는 흔히 접할 수 있는 경우다. 운동은 안 하며, 먹는 양은 많지 않지만 채소나 과일, 생선을 잘 안 먹고, 육류를 즐긴다. 빵이나 과자를 간식으로 찾는 형태의 식습관을 가진 분들이 많다. 이런 식습관을 바꾸면 혈중지질 수치들은 정상화될 것이다.

그런데 이런 식습관이 생긴 기저에는 '직장 스트레스와 피로'가 있기 때문에 이를 해소하려는 노력들도 따라와야 한다. 그래서 운동, 스트레스 해소를 위한 재미있는 취미 찾기, 수면의 질 높이기, 스트레칭하기 등 전반적인 삶의 질을 증가시키기 위한 노력들이 함께 이뤄져야 한다. 만약 근골격계질환이 있다면 반드시 치료하고 넘어가야 한다. '천리 길도 한 걸음부터'라고 했다. 이지혜 씨는 운동을 시작하고, 우선 빵이나 과자를 끊고 채소를 늘리는 노력부터 시작하면 좋을 것이다.

고지혈증의 경계에 있다면

고지혈증이란, 피 속에 지방이 많이 끼는 질환이라고 보면 된다. 고지혈증을 꼭 관리해야 하는 이유는 당뇨병과 마찬가지로 관리하지 않으면 뇌졸중, 심근경색 같은 목숨이 위험할 수 있는 질환들이 뒤따라올 수 있기 때문이다. 따라서 건강검진의 기본 항목으로 들어가 있으며, 혈액 내 여러 지질 수치들을 보고 진단할 수 있다. 고지혈증의 '전 단계'에 해당되는 개념은 각 수치마다 '경계'로 판정할 수 있는 기준들이다(도표 2-4 참조).

  LDL 콜레스테롤은 130~159mg/dL일 때 '경계'로 판단되며 총 콜레스테롤의 경우 200~239mg/dL인 경우 '경계'로 판단한다. 약물 치료의 기준은 환자가 저위험군인지, 중등도 위험군인지, 고위험군인지에 따라 각각 판단하는 수치가 달라진다. 예를 들어 고위험군에서는 LDL 콜레스테롤이 정상이라도 약물 치료를 시작할 수 있다.

[도표 2-4] 혈중지질 농도의 판정 기준

한국인의 이상지질혈증 진단 기준	
LDL 콜레스테롤	(mg/dL)
매우 높음	≥190
높음	160~189
경계	130~159
정상	100~129
적정	〈100
총 콜레스테롤	(mg/dL)
높음	≥240
경계	200~239
적정	〈200
HDL 콜레스테롤	(mg/dL)
높음	≥60
낮음	≤40
중성지방	(mg/dL)
매우 높음	≥500
높음	200~499
경계	150~199
적정	〈150

출처: 『2015 이상지질혈증 치료 지침』, 이상지질혈증 치료지침 제정위원회,
《Journal of Lipid and Atherosclerosis》

고혈압, 당뇨에서 추천되는 생활습관은 고지혈증에서도 대부분 비슷하게 적용된다. 과체중인 경우 우선 살 빼기부터 해야 하며, 유산소운동 하기, 식습관 건강하게 바꾸기 등이 필요하다.

식습관에서는 특히 지방에 대해 주목할 필요가 있다. 많은 사람들이 알고 있듯이 포화지방산과 트랜스지방산 섭취를 제한하고, 불포화지방산의 섭취를 늘려야 한다. 한국인의 경우는 서양인보다 지방의 섭취는 적은 편이며, 개인의 편차는 있겠지만 권고되는 균형잡힌 식사의 지방보다도 적은 편이라 지방 자체의 섭취를 줄이는 건 옳은 방법은 아닌 것 같다. 오히려 탄수화물 섭취가 높으므로 이쪽을 줄여야 한다. 탄수화물은 체내에 지나치게 들어오면 지방으로 바꿔 저장하기 때문이다.

좋은 탄수화물, 나쁜 탄수화물

탄수화물 섭취량 자체를 줄이는 것도 중요하지만, 섭취 탄수화물의 종류를 바꾸는 것도 좋은 전략이다. 식이섬유가 적은 식품에서 식이섬유가 많은 식품으로 바꾸는 것이 키 포인트다. 식이섬유 섭취량이 많아지면 포만감이 증가하고, 총 섭취 열량이 감소한다. 한국인의 탄수화물 섭취의 가장 큰 부분을 차지하는 밥에 대해 먼저 얘기해 보자. 밥을 짓거나 사서 먹을 때는 백미보다는 현미를 선택하자. 우리가 흔히 먹는 흰쌀밥은 쌀겨를 100% 벗겨낸 백미다. 쌀을 살 때 도정 정도를 조절해서 살수 있으니, 90%, 80%, 70%…… 이런 식으로 도정 정도를 점점 내려서 먹어보자. 처음엔 텁텁한 느낌이 별로겠지만 곧 익숙해지는 자신을 발견할 수 있을 것이다.

백미가 이미 있다면 100% 현미를 사서 잡곡처럼 섞어 먹는 방법도 있다. 하지만 처음 말한 방법보다 가격이 비싸다는 사실을 발견하게 될 것이다. 현미가 지겹다면 식이섬유가 많이 함유된 잡곡(렌틸콩, 검정콩, 아마란스, 퀴노아)을 넣어서 먹는 방법도 좋다.

빵 역시 마찬가지로 100% 도정된 밀로 만든 빵이 있고, 통밀빵이 있다. 통밀빵을 고를 때도 통밀이 몇 %인지 체크해 본다. 라벨에 적혀 있지 않으면 사장님한테 직접 물어본다. 시중에는 겨우 8% 함유된 통밀을 가지고도 통밀빵이라고 해서 파는 빵들도 있다. '밀' 말고 '호밀'로 만든 빵도 식이섬유가 풍부하다. 조금 더 익숙해지면 탄수화물보다 단백질 함유량이 높은 아마란스 같은 잡곡을 즐겨보자. 탄수화물 섭취를 줄일 수 있을 것이다. 다만, 빵에는 설탕이 많이 들어가는 경향이 있으므로 빵의 종류를 바꿔봤는데도 큰 효과를 못 봤다면 빵을 아예 끊는 것이 좋다.

좋은 지방, 나쁜 지방

고지혈증을 일컫는 말은 여러 가지가 있다. '이상지질혈증'이란 고지혈증을 포함하고 있는 개념이다. 예를 들어, HDL 콜레스테롤(고밀도 콜레스테롤)이 낮은 경우는 고지혈증이란 표현을 쓰기가 어색하다. HDL 콜레스테롤은 체내에서 좋은 역할을 하기 때문에 이 수치가 떨어져도 정상은 아닌 것이다. 하지만 '높다'라는 개념을 가진 고지혈증이라는 말을 쓰기에는 어색하다. 이럴 때는 '이상지질혈증'이라는 말을 쓰는 것이 더 알맞고 큰 개념이다. 다만 이 책에서는 일반인들에게 보다 친숙한 용어인 '고지혈증'으로 용어를 대체했다.

지방산에 대해서 알아보다 보면 용어 자체가 좀 어렵다. 그렇지만 그 이름이 화학적으로 무슨 구조식인지까지 따져가며 알 필요는 없다고 생각한다. 실생활에서 어떤 것이 좋은 지방이고, 어떤 음식에 많이 들어 있는지를 아는 것이 중요하다.

지방(지방산)은 포화지방산과 불포화지방산으로 나뉜다. 대체로 상온에서 기름 형태인 것이 불포화지방산, 지방 덩어리 형태인 것이 포화지방산이라 보면 된다. 포화지방산은 대체로 동물성이라고 보면 되지만, 불포화지방산에서는 식물성 기름도 있고 동물성 기름도 있다.

불포화지방산도 둘로 나뉘는데, 다가불포화지방산(PUFA), 단일불포화지방산(MUFA)으로 나뉜다. 단일불포화지방산의 대표적인 예가 올리브유, 다가불포화지방산의 대표적 예가 참치 등의 생선 기름이다.

포화지방은 LDL을 올리지만, 건강에 좋은 HDL도 함께 올리는 것으로 알려져 있다. 포화지방산마다 조금씩 그 정도는 다른데, 예를 들어 스테아릭산은 지질 수치에 미치는 영향이 다른 포화지방보다 낮다. 흔히 동물성 지방을 포화지방이라고 생각하고 경계하는데, 이는 어떤 포화지방산에게는 누명일 수 있다. WHO(세계보건기구)에서는 1일 칼로리 섭

[도표 2-5] 지방산의 종류

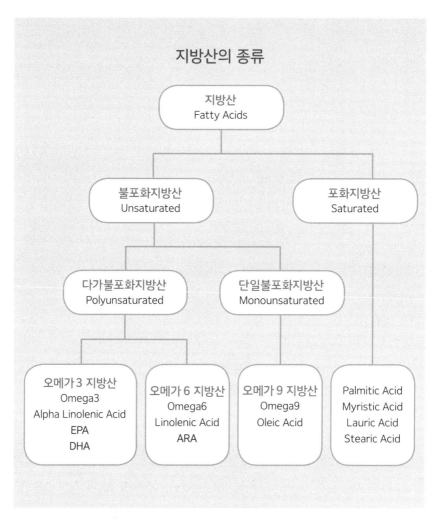

지방산의 종류

지방산
Fatty Acids

불포화지방산
Unsaturated

포화지방산
Saturated

다가불포화지방산
Polyunsaturated

단일불포화지방산
Monounsaturated

오메가3 지방산
Omega3
Alpha Linolenic Acid
EPA
DHA

오메가 6 지방산
Omega6
Linolenic Acid
ARA

오메가 9 지방산
Omega9
Oleic Acid

Palmitic Acid
Myristic Acid
Lauric Acid
Stearic Acid

취량의 10% 이하로 포화지방을 섭취하라고 권고한다. 모든 포화지방이 건강에 안 좋은 지방인 건 아닐 수도 있으나, 그중 상당수가 건강에 안 좋은 지방으로 판명난 것도 사실이다.

반면 불포화지방산은 식물성이라면 대체로 건강에 좋다고 생각해도 된다. 이미 여러 연구들에서 식물성 단일불포화지방산은 이상지질혈증과 혈관 건강에 좋다고 보고되었다. 반면 동물성 단일불포화지방산은 아직 어떤지 정확히 알지는 못한다. 다가불포화지방산도 종류에 상관없이 마찬가지로 건강에 좋다. 그래도 굳이 따지자면 이번엔 동물성인 EPA, DHA가 식물성인 ARA보다는 좋다.

가장 중요한 포인트는 이들 불포화지방산을 섭취하면 건강에 안 좋은 지방산인 포화지방, 트랜스지방의 섭취를 줄일 수 있다는 점이다. 보통 음식에는 이렇게 나뉘는 여러 종류의 지방산들이 복합적으로 섞여 있다. 예를 들어, 아마씨 기름은 오메가 3 지방산으로 분류되는 알파리놀렌산(ALA)이 57%, 다가불포화지방산인 오메가 6, 단일불포화지방산인 오메가 9이 각각 16%씩 들어 있다.

자, 그러면 어떤 식품을 먹어야 몸에 좋을까? 이 중 고지혈증과 심혈관계질환 예방에 좋다고 분류되는 지방산이 많이 함유되어 있는 식품을 애용하면 된다. 몸에 좋은 지방산이 많이 함유되어 있는 식품으로 다음을 참고하기 바란다.

오메가 3: 연어, 고등어, 참치, 멸치, 사차인치, 호두, 카놀라유,
　　　　콩기름, 들기름

오메가 6: 콩기름, 해바라기씨유, 옥수수유, 참기름

오메가 9: 올리브유, 카놀라유, 참기름

이중 오메가 3는 EPA, DHA, ALA(알파리놀렌산) 크게 세 가지로
분류된다. EPA와 DHA는 생선 기름에 많고, ALA는 식물의 씨앗에 많
다. 전반적으로 EPA, DHA가 ALA보다 동량을 먹었을 때 이상지질혈증
과 심혈관계질환 예방에 효과적인 것으로 알려져 있다.

위 분류에 들어 있지 않은, 트랜스지방에 대해서도 알아보자. 트랜
스지방은 식물성이나 동물성 지방산을 화학적으로 가공하여 만든 지방
으로, 몸에 아주 좋지 않다. 불포화지방을 오래 보관하기 위해, 액체 형
태로 존재하는 불포화지방을 '수소화'라는 과정을 거쳐 가공하면 녹는점
이 높아져 트랜스지방으로 바뀌며 고체 상태가 된다. 대표적인 예가 쇼
트닝, 마가린이다. 유통기한이 늘어나며, 가격이 싸지고 더 고열로 조리
할 수 있어 식감에서 더 뛰어난 장점이 있지만, LDL을 올리고 HDL은 내
리며 심근경색 등의 심혈관계질환에 걸릴 위험을 높이는 음식이다. 정리
하자면 트랜스지방은 자연에서 얻은 지방을 가공한 것으로, 맛있고 싸
지만 건강에 매우 안 좋다. 따라서 고지혈증을 예방하려면 멀리 해야 하

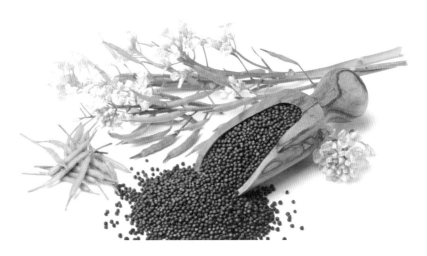

▲ 카놀라유는 발연점이 높아 튀김 등에 좋다.

는 식품이다. 대표적으로 과자, 공장에서 만든 빵 제조에 많이 쓰인다. 자연적으로 존재하는 트랜스지방도 일부 있는데, 인공적으로 만든 트랜스지방과 달리 오히려 건강에 좋다는 연구 결과가 있다.

요리할 때 사용하는 기름 고르기

인생은 선택들이 켜켜이 쌓여 완성된 결과이다. 마찬가지로 우리의 몸역시 음식을 고르는 선택들이 쌓여 이루어져 있다. 세포의 수명은 정해져 있으며, 몇 년, 몇 십년이 지나면서 우리 몸의 기관과 조직들의 형태는 유지될지 모르나 그 세포들과 이를 이루는 물질들은 교체가 이루어진다. 같은 성분이라도 몸에 들어온 날짜는 다르다는 말이다. 그래서 건강에 좋은 기름을 고르는 것은 중요하다. 식물성 기름은 거의 다 고지혈증에 좋다. 흔히 쓰는 대두유, 포도씨유, 카놀라유, 들기름, 참기름, 해바라기씨유, 올리브유, 옥수수유 모두 불포화지방산이 대략 80% 정도 되기 때문이다. 어떤 기름은 어떤 지방산이 많아서 좋다고들 광고를 하지만, 그 기름이 불포화지방산이라면 사실 거기서 거기다(오메가 6가 건강에 좋은지에 관한 논란의 여지는 있다).

튀김, 볶음 등 많이 쓰는 기름으로는 식물성 기름 중 저렴한 걸 고르는 게 나으며, 발연점이 높은 기름을 선택해야 한다. 특히 가정에서 튀김 요리를 할 때는 온도가 지나치게 올라가는 경우가 많으므로 발연점이 높은 해바라기씨유나 카놀라유, 버진 등급 이하의 올리브유를 쓰자.

반면 샐러드에 넣는 기름으로는 발연점은 낮은데 향이 좋은 엑스트라버진 올리브유나 참기름을 쓰는 게 추천된다. 하지만 모든 식물성 기름이 불포화지방산이 많지는 않기 때문에 주의해야 한다. 코코넛오일(야자유)은 포화지방산이 약 87%를 차지한다. 팜유도 약 50% 정도는 포화지방이기 때문에 좋지 않다. 안타깝게도 한국에서 두 번째로 많이 사용되는 기름이 팜유다. 우리가 흔히 먹는 라면과 과자도 주로 팜유로 만든다.

고지혈증에 좋은 영양요법

고지혈증은 영양요법으로 접근하기보나는 식습관과 운동으로 해결하는 것이 더 효과가 좋다. 하지만 고지혈증에도 좋고 다른 질환 예방에도 좋은 영양치료법들이 있으니 알아두면 좋을 것이다.

지중해 식사 등급: A--

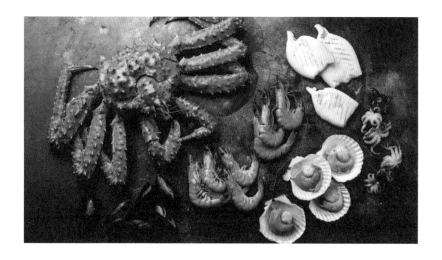

지중해 식사는 고혈압, 당뇨에서도 이미 소개되었던 식사법이다. 지중해 식사는 '코크란 리뷰(Cochrane Review)'에서 보면 LDL을 약 8.9mg/dl 줄이는 효과를 보여주었다. 오메가 3 함유량이 높은 어패류, 식물성 불포화 지방산이 많이 함유된 견과류와 올리브유 덕택일 것이다.

대시 다이어트 등급: B--

대시 다이어트 역시 앞에서 소개되었다. 고지혈증에 있어서는 총 콜레스테롤을 7.72mg/dl, LDL을 3.86mg/dl 내리는 미약한 효과를 보여주었다. 하지만 이 다이어트를 통해 얻을 수 있는 가장 좋은 효과는 심혈관 질환의 발생을 줄일 수 있다는 점이니, 무시할 수 없다. 여기서는 채소, 과일의 강조, 높은 견과류 섭취, 포화지방 섭취의 감소가 도움이 되었을 것이다.

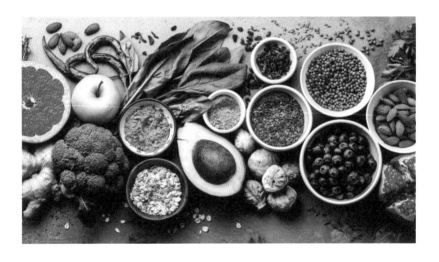

프로바이오틱스 등급: C--

심혈관계질환엔 빠지지 않는 프로바이오틱스는 고지혈증에도 역시 효과가 있다[6]. 하지만 그 수준은 고지혈증에 쓰이는 약에 비해 낮은 수준이다(4장 참조). 여러 연구 결과들을 종합해 보면 LDL을 약 7.5 mg/dl 낮추는 효과가 있었으며, 총 콜레스테롤 역시 약하지만 낮춘다. 오랫동안 먹을수록, 나이가 많은 사람일수록 더 효과가 좋다.

프로바이오틱스 종류에 따라 효과가 다르게 나오는 편이다. '비피도박테리움'보다는 '락토바실러스 애시도필러스' 등의 락토바실러스 균종의 효과가 우세한 편이다(자세한 이야기는 4장 참조).

실제 임상에서는 프로바이오틱스를 매일 먹는 경우 가스가 많이 차거나 속이 더부룩할 수 있다. 이런 증상이 있는 경우 이틀에 한 번 또는 그 이하로 감량이 필요할 수 있다.

추천 복용량

프로바이오틱스 100억 마리(CFU) 이상/일. 12주 이상

녹차 등급: A--

예로부터 녹차는 피를 맑게 해준다고 해서 즐겨 마시던 차다. 1,136명을 대상으로 한 저명한 연구에서 녹차는 미약하지만 확실히 혈중지질 수치를 개선시키는 효과가 있는 것으로 나타났다. 녹차 속에는 카테킨

---

6 아토르바스타틴 10mg은 LDL-C를 37~39% 내리는 효과가 있다. 이와 비교했을 때 효과가 약 23~24%이다. 114명을 대상으로 한 연구에서 L. NCIMB 30242라는 단일 균주를 이용했고, LDL-C를 8.92%, 총 콜레스테롤 4.81%, apoB-100을 0.019mmol/l 떨어뜨렸다.

(Cathechin)이라는 항산화물질이 많이 들어 있는데, 이 물질이 고지혈중을 개선시키는 효과를 낸다고 알려져 있다.

녹차 한 잔에는 50~100mg의 카테킨이 들어 있다. 추천 복용량을 맞추려면 하루에 최소 6잔 이상은 마셔야 한다. 확실한 효과를 위해 녹차 6잔을 마시기는 힘들기 때문에 카테킨 영양제를 권하곤 한다[7].

추천 복용량
카테킨 625mg/일, 12주 이상

대두(Soy bean) 등급: A--

우리에 친근한 대두는 고지혈중에 좋다. 하루 25~135g의 대두를 섭취한 군은 LDL-C가 약 3% 정도 감소했다. 하지만 더불어 혈압 감소효과(약 2mmHg)도 조금 있었다. 대두의 고지혈중에 대한 효능은 곡물 중에선 높은 단백질 함량, 식이섬유 함량 말고도 이소플라본이라는 성분이 큰 영향을 미친다. 이소플라본이 많이 들어간 대두의 경우 LDL-C를 내리는 효과가 증가했다. 이소플라본은 논란의 여지는 있으나 식물성 에스트로겐이어서 갱년기 여성에게도 좋다고 알려져 있는 성분이다. 고지혈중에서도 남성보다는 여성에게서 더 효과가 높다.

---

7 녹차 등급은 baseline LDL-C를 구할 수 없어 160mg/dl라 가정하고 등급을 매겼다.

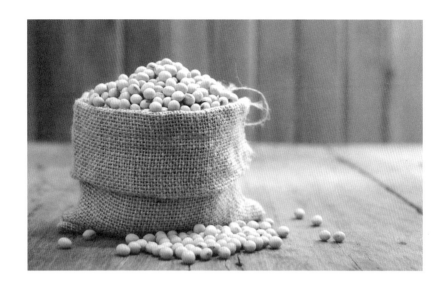

이소플라본 80mg/일, 대두 27g/일

EPA, DHA 등급:

당뇨환자에서 LDL 내리는 데 A--, 중성지방 내리는 데 B++

중성지방(TG) 강하에는 화이브레이트제제를 사용하는데, 중성지방 400이 넘어가면 사용이 추천된다. 보험급여 기준의 중성지방이 너무 높기 때문에, 중성지방이 약간 높은 사람에게 이것과 오메가 3의 효과를 비교하는 것은 무리가 있다고 판단된다. 오메가 3는 중성지방이 높은 사람들에게 약으로도 쓰는 성분이다. 물론 이 역시 보험급여 기준을 지켜야 하지만, 정상이나 중성지방이 증가한 사람들에게 현실적으로 비교할 수 있는 처방약은 없다고 판단하기 때문에 영양치료 중 가장 효과가 인정되어 있다. 따라서 오메가 3를 높은 기준으로 등급을 매겼다.

EPA, DHA는 앞에서도 소개되었던 참치, 연어 등의 생선에 많이 함유돼 있는 오메가 3 지방산이다. EPA, DHA는 양이 중요한데, 1g 먹은 정도로는 안 되고 4g은 먹어야 중성지방이 경계 수치에 해당하는 사람들에게 효과가 있다. 약 13mg/dl의 중성지방을 내리는 효과가 있다.

같은 오메가 3 지방산인 ALA는 아쉽게도 연구들이 조금 불충분해서 이상지질혈증의 개선이나 예방에는 강력하게 추천하기가 어렵다. 오메가 3의 다른 효능과 영양제 선택법에 대해서는 다른 챕터에서 다루었으니 참고하면 좋겠다.

추천 복용량
EPA, DHA 2~4g/일

"술도 많이 안 마시는데 지방간이 왜 왔죠?"

"제가 지방간이래요. 어떻게 해야 되나요?"

30대 중반의 최영호(가명) 씨는 최근 복부초음파가 포함된 건강검진에서 '지방간' 판정을 받았다. 얼굴 표정과 억양에 억울하다는 뉘앙스를 풍기고 있었다. 왜 이런 질환이 나에게 왔는지, 고칠 수 있는지 궁금해서 진료실을 찾아왔을 것이다.

평상시 이틀에 한 번 맥주 한 캔 정도를 마시는 것이 음주의 전부였으며, 운동은 바빠서 하지 못한다고 했다. 건강검진센터에서는 운동과 금주를 권유받았다고 한다. 최영호 씨의 지방간은 왜 온 것일까? 그리고 건강에는 얼마나 안 좋은 영향을 끼치는 것일까?

알코올성 지방간과 비알코올성 지방간

'지방간'이라고 하면 술을 많이 마시는 사람에게만 오는 것이라고 생각하는 사람도 있지만, 꼭 그렇지는 않다. 지방간은 알코올성과 비알코올성 질환으로 나뉜다. 최영호 씨는 이틀에 한 번 맥주 한 캔을 마시는 음주력이 있는 환자였다. 최영호 씨의 지방간은 알코올성일까, 비알코올성일까?

맥주 한 캔(355ml)은 알코올성 지방간을 측정하는 단위인 표준잔 1잔에 해당한다. 표준잔 1잔은 12g의 알코올이 들어 있다. 절대적인 수치라고 할 수는 없지만, 알코올성 간질환에 해당하려면 남성은 최소 하루 평균 알코올 섭취가 40g 이상(맥주 약 3.5캔) 음주력은 있어야 하므로, 최영호 씨는 비알코올성 지방간으로 판단된다.

하루 평균 알코올 40g(소주 5잔) 이상을 마시는 남성, 20g(소주 2.5잔)을 마시는 여성이 초음파 검사에서 지방간이 있으며 간기능 검사에서 정상이라면 알코올성 지방간으로 진단한다. 반면 음주력이 이에 해당하지 않는 경우 과체중이나 비만이라면 비알코올성 지방간이라고 '간주'한다. 정확히 진단하려면 조직검사를 해야 하지만 검사 자체가 침습적이므로 실제 시행하는 경우는 드물다.

알코올성 지방간의 원인은 당연히 '음주'이다. 약 소주 4잔 이상의 음주를 하는 경우, 간헐적으로 술을 마시는 경우보다 매일 마시는 경우, 음식을 먹지 않고 술만 마시는 경우, 여러 군데를 전전하며 마시는 경우,

[도표 2-6] 비알코올성 지방간의 위험인자

입증된 인자	가능성이 있는 인자
비만 제2형 당뇨병 이상지질혈증 대사증후군	갑상선기능저하증 다낭성 난소증후군 수면무호흡증

여러 종류의 술을 섞어서 마시는 경우 알코올성 지방간이 더 오기 쉽다. 영양 결핍(엽산, 비타민 E, 아연), 비만, 흡연, 커피, 만성 바이러스 보균자 등의 지방간 위험 요인도 있다(도표 2-7 참고).

반면 비알코올성 지방간의 가장 큰 부분을 차지하는 원인은 비만이다. 그 외 원인으로 제2형 당뇨병, 이상지질혈증, 대사증후군이 있다. 다음 항목 중 3가지 이상에 해당되면 대사증후군으로 정의한다.

- 허리둘레: 남자는 90cm 이상, 여자는 85cm 이상
- 중성지방: 150mg/dL 이상
- HDL 콜레스테롤: 남자는 40mg/dL 미만, 여자는 50mg/dL 미만
- 공복혈당: 100mg/dL 이상
- 수축기 혈압이 130mmHg 또는 이완기 혈압이 85mmHg 이상인 경우

위험인자	설명
음주량	알코올 소비량과 알코올 유발 간 손상은 비례관계 남자는 1주일에 21표준잔(standard drink) 이상 여자는 14표준잔 이상 * 1표준잔은 알코올 12g을 함유하며, 맥주 1캔(355ml), 소주 1과 1/2잔, 와인 1잔, 막걸리 1사발, 양주 1잔에 해당한다.
음주 습관	간헐적으로 술을 마시는 경우보다 매일 마시는 경우 2시간 안에 남자 5잔 이상, 여자 4잔 이상 음주한 경우 이른 나이에 술을 시작하는 경우 음식을 먹지 않고 술만 마시는 경우 여러 군데를 전전하며 마시는 경우 여러 종류의 술을 섞어서 마시는 경우
성별	여성이 더 취약
영양 결핍	엽산, 비타민 E, 아연의 결핍이 간질환을 악화
비만도	비만은 알코올 유발 간 손상의 중증도를 증가
공복혈당	간섬유화의 진행이 더 가속화
바이러스 인자	C형간염, B형간염
커피	하루 3잔 이상의 커피를 마시는 사람은 2잔 이하의 커피를 마시는 사람에 비해 간질환으로 인한 사망률이 현저하게 낮음
유전인자	알코올 탈수소효소의 유전적 다형성, PNPLA 3의 변이, IL-10 유전적 다형성

출처: 『2013 대한간학회 진료 가이드라인』

지방간은 왜 위험한가

최영호 씨의 키와 몸무게를 재보니 180cm, 80kg이었다. 비만도(BMI지수)는 24.6으로 과체중에 해당했지만(도표 2-1 참조), 체중이 지방간의 원인 모두를 설명해 줄 정도는 아니었다. 그렇다고 지금까지 알려진 비알코올성 지방간의 위험인자에 딱 들어맞지도 않았다. 이런 경우 '복부비만'이거나 식습관, 운동습관이 좋지 않을 때가 많은데, 파악해 보니 다음과 같았다.

- 식습관: 음료수, 과자, 초콜릿 등 단것을 좋아한다. 밀가루 음식을 많이 먹는다.
- 운동습관: 따로 유산소운동을 하지 않는다.
- 최근 스트레스: 일 때문에 스트레스가 증가한 지 두 달째다.

이럴 줄 알았다. 최영호 씨는 '인슐린 저항성'이 생긴 상태일 수도 있었다. 비만이 아니라도 과체중이라면 가능성이 높다. 환자에게 즉시 유산소운동을 시작해야 한다고 권했다. 또 단 음식은 조절하고, 밀가루 음식보다는 밥을 드실 것을 권했다.

인슐린 저항성이란 생리적 인슐린 농도에서 인슐린의 작용(인슐린 감수성: Insulin sensitivity)이 저하된 대사 상태다. 인슐린은 피를 타고 몸의 여러 조직에 도달해서 역할을 수행하는데, 각 조직에서 인슐린이 많아져도 인슐린의 효과가 잘 나오지 못한다. 인슐린 저항성은 각종 심혈관 관련 질환, 당뇨병, 비만, 대사증후군의 원인으로 지목되고 있다. 지방간 역시 인슐린 저항성이 주요 메커니즘 중 하나로 생각되고 있다.

건강검진센터에서는 지방간 판정이 나왔어도 약을 먹을 필요는 없고 운동을 하고 금주할 것을 권하는 것으로 끝나는 경우가 많다. 하지만 우리는 좀 더 경각심을 가져야 한다. 비알코올성 지방간이 의심되는 경우 그렇지 않은 사람보다 사망률이 1.34배 증가한다. 지방간은 지방간염, 지방간 섬유화의 전 단계 병변이다. 모든 지방간이 지방간염이 되거나 지방간 섬유화로 진행하는 건 아니지만, 알코올성이냐 비알코올성이냐에 따라 그 비율은 달라진다.

알코올성 지방간 환자의 10~35%는 알코올성 간염으로 진행되며, 알코올성 간염으로 진행했을 때 호전되는 경우는 매우 적다. 대부분의 알코올성 간염 환자는 그 상태가 지속되거나 간경변증으로 진행된다. 알코올성 간경변증에서 간세포암 발병률은 7.2~16% 정도로 알려져 있다.

비알코올성 지방간은 3~5년간 25~44%가 비알코올 지방간염으로 진행되고, 비알코올 지방간염의 8~15%가 지방간 간경변증으로 진행되며, 지방간 간경변증의 2.4~12.8%가 간암으로 진행된다고 알려져 있다.

[도표 2-8] 지방간이 질환으로 진행되는 과정

지방간 ▶ 지방간염 ▶ 지방간 섬유화, 간경변 ▶ 간암

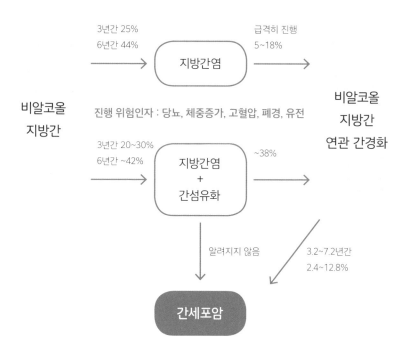

출처: 『Luis et al, The Natural Course of Non-Alcoholic Fatty Liver Disease, Int J Mol Sci, 2016 』

지방간, 지방간염, 간 섬유화는 심각도가 다르다

지방간질환이 무서운 이유는 조직검사를 하지 않고는 지방간인지, 지방간염인지, 지방간 섬유화인지 확실히 구분이 안 된다는 것이다. 복부 초음파나 복부 CT만으로는 알코올성 간염인지, 지방간인지 확실히 알 수는 없다. 간에 지방이 꽉 차 있는 것이 보이는데 간수치가 정상이라면 알코올성 지방간으로 봐야겠지만, 알코올성 지방간도 간수치가 오르는 경우도 있기 때문이다.

간기능검사를 하면 가장 기본적인 검사 항목으로 AST(아스파테이트 아미노전달효소)와 ALT(알라닌 아미노전달효소)의 두 가지 간수치가 나온다. 두 가지 다 간세포 내에 존재하는 효소이지만, 이 효소들이 존재하는 분포에는 차이가 있다. ALT는 주로 간에만 존재하지만, AST는 간 외에 심장, 근육, 신장, 혈구 등에도 존재한다.

임상적으로는 AST가 ALT보다 높을수록 알코올성 간질환을 더 의심할 수 있다. 절대적인 수치는 아니지만, AST/ALT 비율이 2:1 이상이라면 비알코올성 지방간염보다는 알코올성 지방간염 쪽이 가깝다고 말한다. 비알코올성 지방간과 지방간염 역시 초음파나 피검사로 구별하기가 쉽지 않으며 정확한 진단법도 현재로서는 한계가 있다.

지방간 섬유화는 ALT/AST가 1 미만이면 섬유화가 심하거나 간경변증으로 진행했다는 것을 알 수 있으나, 이 또한 경향성을 나타내는 지표일 뿐 진단 기준으로 적합한 정도는 아니다. 조직학적 검사를 하지 않고

섬유화의 진행 정도가 어떤지 확인할 수 있는 여러 검사법이 개발되었으며, 이에 대한 연구가 진행되고 있다. 그중 NFS(NAFLD Fibrosis Score)라는 게 있는데, 쉽게 측정되는 6개의 표지자(연령, BMI, 당뇨병이나 내당능 이상의 유무, 혈소판 수, 알부민, AST/ALT 비율)로 구성되어 있다. 웹사이트(http://nafldscore.com)를 통해서 쉽게 계산할 수 있다. 하지만 이 검사는 20~50% 정도의 환자가 중간치로 구분되어 간 섬유화가 있는지 없는지 확실히 알 수 없는 경우가 많다는 단점이 있다.

지방간, 지방간염, 간 섬유화를 구별하는 것은 질병의 심각한 정도가 너무 다르기 때문이다. 비알코올성 지방간은 종류에 상관없이 생존율에는 큰 영향이 없으나, 비알코올성 지방간염(NASH) 환자는 간질환 관련 사망률이 증가한다. 비알코올성 지방간염은 5년 생존율이 67%, 10년 생존율이 59%로 알려져 있다. 알코올성 지방간의 사망률은 매우 낮으나, 알코올성 지방간염의 경우 중증 알코올성 간염은 예후가 매우 불량해 발병 1개월 이내의 단기 사망률이 40%에 이른다. 알코올성 간경변의 1년 생존율은 60~70%, 2년 생존율은 35~50%이다.

지방간이 심각한 이유 중 또 다른 하나는, 지방간은 간에만 국한되는 문제가 아니라는 데에 있다. 약 80%의 지방간 환자는 당뇨나 내당능(생체의 포도당 처리능력) 장애에 걸린다. 만약 건강검진에서 지방간 진단을 받았다면, '에이, 살만 빼면 되겠네'라고 생각할 것이 아니라 삶에서 경고등이 켜졌다고 인식하고 건강해지려는 진지한 노력을 해야 할 것이다.

지방간에 도움이 되는 영양요법

이 영양요법을 시행하기 전에, 과체중이나 비만인 분들이라면 꼭 살부터 빼기를 권하며 술은 꼭 줄이거나 끊을 것을 권한다. 원인을 제거하는 방법이기도 하고, 그만큼 효과적인 치료법이 없기 때문이다.

비타민 E 등급: 간기능 수치 감소 C++

지방간염이 아닌 '지방간'의 약물치료로 현재까지 처방 가능한 약은 없지만, TZD(thiazolidinone)에 대한 연구가 가장 활발히 진행되어 있는 편이다. 복용했을 때 ALT가 72에서 35로 내려가는 효과가 있었다. 알파 토코페롤은 이와 비슷한 효과가 있다. TZD, 비타민 E 모두 지방의 양, 지방간염을 줄인다는 효과가 보고되고 있으나 직접적인 비교를 한 연구 중 등급 기준에 해당되는 논문은 없다.

항산화제인 비타민 E는 지방간염을 악화시키는 산화 스트레스를 감소시켜 간 내 염증을 줄여주는 것으로 생각된다. 비타민 E보다 항산화 능력이 뛰어난 영양성분도 간 내 염증에는 힘을 못 쓰는 걸 보면, 비타민 E만의 특성이 있는 것이 분명하다. 비타민 E는 세포막의 불포화지방산들 사이에 존재하면서 불포화지방산의 과산화 작용이 진행되는 것을 방지하는 항산화물질로 작용하여 세포막이 파괴되는 것을 방지하는 것으로 알려져 있다. 따라서 비타민 E가 결핍되면 불포화지방산의 산화가 세포막에 쉽게 확산되어 세포 손상이 초래되며, 직혈구 용혈, 근육과 신경 세포의 손상 등이 유발된다. 간에서도 이러한 기전으로 효과가 있을 것이라 추측하고 있다.

한 메타분석에 의하면 비타민 E는 지방의 양과 ALT라는 간수치를 줄였다. 6~24개월 동안 800~1,000IU의 비타민 E를 복용했더니 ALT가 71에서 35로 약 50% 감소하는 효과가 있었다. 하지만 이 정도 용량이면 부작용이 우려된다는 점이 문제인데, 고용량(하루 400IU 이상)의 비타민 E를 장기간 투여할 경우 사망률이 증가된다는 연구 결과가 있었다. 비타민 E는 지용성 비타민이기 때문에, 장기간 고용량 복용하면 잘 배출되지 못하고 체내에 쌓인다. 체내에 쌓이는 경향이 있는 비타민 E가 사망률을 낮춘다니 경계심이 드는 것도 사실이다. 하지만 후속 연구에서 연구방법의 문제점을 지적하면서, 비타민 E 용량이 사망률에 영향을 미치지 않는다는 반론도 여러 차례 제기되었다. 또한 지방간질환 환자를 대상으로 한 연구에서는 뚜렷한 부작용은 보이지 않았다. 명확한 결론을 내려면 비타민 E를 장기간 복용한 지방간질환 환자의 사망률이 어떻게 나오는지에 대한 연구가 필요한 상황이다.

비타민 E는 이미 진행돼버린 섬유화 소견을 줄여주지는 못한다. 섬유화는 지방간질환의 후기 단계 소견으로, 지방간은 일찍 치료하는 게 좋음을 시사한다.

비타민 E가 많은 식품은 다른 영양성분에 비해 매우 한정적이다. 식물의 씨앗에 가장 많이 함유되어 있으며, 그중 밀배아유의 알파 토코

[도표 2-9] 비타민 E가 많이 함유된 음식

식품	mg/100g(알파 토코페롤 기준)
오일	
밀배아유	145
들기름	61.76
헤이즐넛 오일	50
참기름	42.4
해바라기유	40
아몬드유	40
견과류	
해바라기씨	36.33
아몬드	25.63

출처: 농촌진흥청 국립농업과학원 농식품종합정보시스템

페롤 함량이 가장 높다(비타민 E의 활성을 가진 화합물 중 생물학적 활성이 가장 큰 것이 알파 토코페롤이다). 밀배아유는 말 그대로 밀의 씨앗 중 배아에서 추출한 기름으로, 다른 식물성 기름보다 가격대가 높은 편이다. 들기름처럼 빠르게 산패되는 경향이 있어 가정에서 오래 보관하면서 먹기는 부담스럽다. 대안으로 들기름과 참기름을 추천한다. 둘 다 쉽게 구할 수 있고 비타민 E 함유량이 높은 편이다. 산패가 걱정된다면 들기름보다 참기름을 선택하는 게 좋다.

보관이 걱정스럽다면 기름보다 아예 견과류인 아몬드를 선택하는 것도 좋다. 아몬드에도 참기름과 비슷한 양의 비타민 E가 들어가 있으며, 기름보다 많은 양을 섭취하기에 쉽다.

비타민 E는 여덟 종류로 나뉜다. 가장 활성형인 성분이 알파 토코페롤이라고 알려져 있으며, 이 성분이 영양제 원료로 많이 사용되고 있다. 고용량 비타민 E의 안전성은 아직 논란이 있으나, 지방간에 대한 효과 연구가 800~1,000IU/일 수준으로 이루어져 온 것을 고려해서 한국인

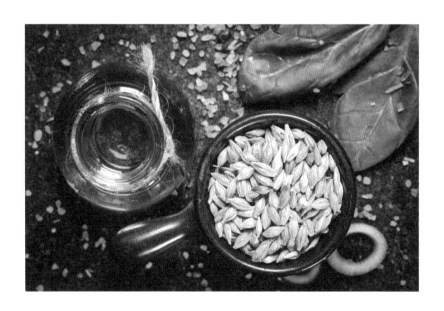

의 영양섭취 기준에 상한 섭취량이 알파 토코페롤 기준으로 하루에 약 800IU(540mg RAE/일)를 초과하지 않도록 한다.

비타민 E는 비타민 C와 함께 복용하면 시너지가 나는데, 비타민 C 는 자체적으로도 항산화 효과가 있지만 비타민 E의 항산화 능력을 강화 시켜 함께 복용하면 간접적으로 도움을 줄 수 있다. 비타민 C 효과는 하 루 1,000mg 이상 복용하면 누릴 수 있으므로, 비타민 E와 C를 함께 복 용해 보자.

추천 복용량

비타민 E 알파 토코페롤 800IU/일, 2년 이상

프로바이오틱스 등급: 간기능 수치 감소 B+

앞서 다른 질환에서도 나왔던 프로바이오틱스는 지방간에도 효과가 있 다. 그야말로 팔방미인이다. 프로바이오틱스가 어떻게 지방간을 낮게 하 는가? 특정 세균총들이 장의 염증을 일으키고, 여기서 생성된 염증물질 이 혈액으로 순환되어 간으로 가게 된다. 이 염증 유발물질이 간에서도 염증을 일으켜 지방간이 된다는 이론이 있다. 실제로 메타분석에 의하 면 프로바이오틱스를 복용한 지방간질환 환자들은 간기능 수치인 ALT, AST(아스파르테이트 아미노전달효소)뿐 아니라 총 콜레스테롤과 인슐 린 저항성 지표의 하나인 HOMA-IR이라는 수치도 개선됐다.

비타민 E와 비교할 때 간기능 수치 개선 효과는 조금 약할지 모르지만, 인슐린 저항성과 연관된 수치를 폭넓게 개선했다는 점에 이점이 있다. 하지만 간에 침착된 지방의 양을 줄인다거나 간의 염증을 줄이는지는 불분명하다.

실리마린 등급:
간경변(알코올성 간경변 포함) C++, 비알코올성 지방간염 C0

실리마린은 플라보노이드의 일종으로, '밀크씨슬(milk thistle: 엉겅퀴)'로 더 잘 알려진 성분이다. 밀크씨슬이라는 이름은 식물의 가시 있는 잎의 잎맥이 하얀 데서 유래했다.

이 식물은 고대 중동과 유럽 지역에서 전통적인 약초로 사용해 오다가 그리스와 로마에서 간질환에 좋은 약초로 알려져 널리 사용되었다. 실리마린은 실리빈 외 두 가지 화학구조물을 포함하는 개념의 성분인데, 그중 실리빈이 간을 보호하는 효과가 가장 높다고 알려져 있다. 실리마린이 효과를 내는 기전은 매우 다양하며, 대표적으로 항산화 효과, 간에 대한 술의 작용을 방해하는 효과, 섬유화를 일으키는 세포의 활동을 방해하는 효과 등을 들 수 있다.

다른 영양성분과 비교했을 때, 실리마린은 비교적 늦은 단계의 간질환에서 효과적인 것으로 보인다. 한 연구에 의하면 실리마린은 간경변의 경한 단계(child class A)에서 생존율을 올렸다. 알코올성 간경변에서도

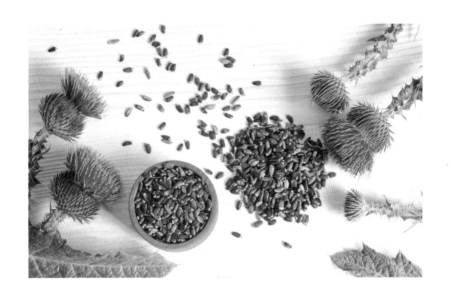

마찬가지로 생존율을 올리는 효과가 있었으며, 반면 바이러스성 간질환에서는 효과를 보이지 못했다. 비알코올성 간질환에서는 지방간염 단계에서도 섬유화 정도를 줄이는 효과가 있었다. 프로바이오틱스처럼 실리마린도 간에만 효과가 있는 것이 아니라, 당뇨병에도 효과가 있는 것으로 보인다. 당뇨 환자들을 대상으로 한 연구 결과 실리마린의 장기 복용으로 당화혈색소(HbA1c)가 1.0%, 공복혈당이 27mg/dl 줄어드는 효과가 있었다.

실리마린의 영양치료 등급을 매기는 데에는, 간 섬유화(Liver fibrosis)를 줄이는 연구에서 쓰이는 수치들이 다양해서 직접적인 비교가 어려운데다가, 섬유화를 줄인다는 명확한 근거를 가지고 있는 약이 없는 상황이라서 임상에서 쓰이는 약과 비교하기는 힘들다는 점이 있었다. 섬유화를 줄이는 효과를 보고한 기준에 맞는 논문을 실리마린 외 연구에서 찾지 못하여 최고 효과 등급을 주었다.

추천 용량은 밀크씨슬에서 추출한 실리마린 기준의 용량이다. 실리마린은 흡수율이 낮아 이를 개선시킨 제제들을 사용하는 영양제 회사들이 있으며, 그런 개량 성분들의 경우는 각 회사마다 제시하는 추천 용량으로 드실 것을 권한다.

추천 복용량

실리마린 200~600mg/일. 2~3회 분복. 4~12개월

뇌졸중,
"머리가 아프다가 쓰러졌어요"

30대 직장인 이정형(가명) 씨는 평소 의원을 자주 찾는 분이다. 그날은 본인이 아니라 어머님에 대한 의학적인 소견을 구하러 왔다.

"어머님이 머리가 아프다고 하시더니, 쓰러지셨어요."

"언제 그렇게 되셨어요? 많이 걱정되시겠어요."

"일주일 전에요. 지금은 응급실에서 치료받고 병원에 입원하셨어요."

"네…… 진단이 뭐였나요?"

"뇌졸중이래요. 혈관이 막혀서 생겼다고 하더라고요."

뇌졸중엔 크게 두 가지 종류가 있는데, 혈관이 터져서 생기는 뇌출혈과 막혀서 생기는 뇌경색이 있다. 어머님은 평소에 고혈압을 앓고 있었다고 한다. 현재 한쪽 팔에 힘이 잘 들어가지 않는 상태다.

뇌졸중의 초기 증상으로, 이전까지 느껴보지 못한 강한 두통, 시야 이상, 청력 이상, 몸 특정 부위의 감각이 둔해짐, 발음이 힘들어지는 것 등의 증상이 있다. 평소에 고혈압, 당뇨, 고지혈증 등 혈관에 나쁜 영향을 미치는 질환을 앓고 있거나 뇌졸중 가족력이 있는 경우 더욱 의심해 볼 요인이 된다. 이를 아는 것은 매우 중요한데, 보호자나 본인이 뇌졸중을 짐작해 최대한 빨리 치료할 수 있는 응급실로 수송해야 하기 때문이다. 단순히 그저 두통이겠거니 생각하고 집에서 타이레놀만 먹고 버티거나 치료가 불가능한 동네 병원을 방문하느라 시간을 낭비한다면 뇌졸중의 '골든 타임'을 놓치게 된다. 치료가 빨리 시작되면 될수록 병의 경과는 좋다. 임상적으로 3시간 내 도착을 권한다.

"선생님, 뇌졸중에 좋은 영양제는 없을까요?"

"이미 진행된 뇌졸중의 증상을 치료해주는 영양제는 없지만, 다음에 올 수 있는 2차 뇌졸중을 예방하는 영양제는 있습니다."

처음 뇌졸중이 발생한 환자의 25% 이상은 평생 동안 한 번 이상의 뇌졸중 재발을 경험한다. 따라서 2차 예방이 매우 중요하다. 물론 뇌졸중의 1차 예방, 2차 예방을 영양제 하나로 해결한다는 건 어불성설이다. 운동, 식이습관 교정, 스트레스 줄이기, 고혈압, 당뇨, 고지혈증 등의 질환 관리하기 등이 우선돼야 한다. 이것들을 기본으로 하고 식이습관 카테고리에 보조적으로 쓸 수 있는 영양요법이 있다고 이해하는 것이 옳다.

1차 예방, 2차 예방

1차 예방이란 질병이 오기 전 미리 예방하는 것을 가리키며, 2차 예방이란 질병이 온 후에 다시 같은 종류의 질병이 걸리지 않도록 하기 위한 예방을 가리킨다. 뇌졸중은 재발하는 경향이 있으므로, 한번 뇌졸중에 걸린 후 다시 뇌졸중이 오지 않도록 하는 2차 예방은 매우 중요하다.

뇌졸중에 걸릴 위험을 높이는 인자들 중에서 다음과 같이 조절이 가능한 것들을 관리하면 된다.

- 고혈압
- 고지혈증
- 심방세동(심방잔떨림)
- 음주와 흡연
- 비만과 당뇨
- 동맥경화증

고지혈증과 연관된 여러 요인 중 이정형 씨의 어머니는 고혈압, 심방세동, 당뇨, 고지혈증을 앓고 계셨다. 혈압은 잘 조절되고 있었을지, 당뇨는 치료 목표치 이하로 조절하고 있었을지, 심방세동과 고지혈증 약은 먹고 있었을지 물어보았다. 그런데 역시나 이정형 씨의 어머니는 자식들과 따로 살며, 평소에 병원 가는 걸 매우 싫어하셨다고 한다. 이머니 집에 가보면 약들이 남아 있는 경우가 많았다고 한다. 시골할머니들이 일주일에 3번 이상 정기적으로 중등도 이상의 유산소운동을 챙겼을 리도 없다. 위험인자만 잘 조절해도 예방할 수 있었을 텐데, 안타까운 부분이다.

혈압, 고지혈증, 심방세동은 정기적으로 의사와 상담하면서 치료 목표치를 가지고 조절하면서 다음의 생활습관을 갖는다면 뇌졸중의 1차 예방, 2차 예방에 도움이 된다.

• 금주, 금연하기
• 과체중이나 비만이라면 다이어트하기
• 운동하기
• 뇌졸중에 도움이 되는 올바른 식이습관 갖기

앞서 다뤘던 고혈압, 고지혈증, 당뇨병은 결국 뇌졸중, 심근경색의 위험인자이다. 혈압, 고지혈증, 심방세동의 조절은 의사에게 맡기면 된다. 환자와 보호자가 해야 할 일은 정기적으로 의사와 꼭 만나는 것이다. 그러나 의사만의 노력으로 뇌졸중 예방이라는 목표를 달성할 수는 없다. 다시 한 번 앞에 있는 뇌졸중의 1차 예방, 2차 예방에 도움이 되는 생활습관을 읽어보자. 의사는 오로지 잔소리밖에 해줄 게 없다. 뇌졸중의 위협으로부터 벗어나려면 이전까지의 생활습관을 다 버리고 새로 태어나는 심정으로 자신을 '개혁'해야 한다. 이를 막기 위한 노력은 사실 좀 더 전 단계에서 했어야 하지만, 그래도 아직 늦지 않았다!

뇌졸중 예방에 도움이 되는 영양요법

지중해 식사요법 등급: A++

지중해 식사요법은 현존하는 식사요법 중 뇌졸중 예방에 가장 강력한 효과를 발휘하는 식사법이다. 고혈압에 대한 효과는 대시 식이요법보다 적었지만 뇌졸중 예방 효과는 더 높은 것으로 보인다. 최근까지도 여러 연구들이 보고되고 있는데, 지중해 식사요법은 뇌졸중 위험이 약 30~40% 감소한다.

아무래도 오메가 3 지방산의 섭취와 불포화지방산의 섭취가 높은 것이 효과를 낸 것이 아닐까 싶다. 앞서 언급했던 뇌졸중에 관련한 여러 위험인자들에 대한 효과들이 증명되어 있다. 혈압을 낮추는 효과, 고지혈증을 개선하는 효과, 몸무게 감소 효과, 심방세동 예방 효과뿐 아니라 동맥경화 예방에 직접적으로 효과가 있다는 연구들이 나오고 있다. 지중해 식사요법은 고혈압 부분에서 다뤘으니 참고하기 바란다.

대시 식이요법 등급: B+

대시 식이요법은 고혈압을 잡기 위해 나온 식사요법으로, 뇌졸중 위험도 낮추는 부가적인 효과도 있다(고혈압 단원 참조). 메타분석에서 이 식사요법은 뇌졸중 위험을 19% 낮추었다. 채소와 견과류를 많이 섭취하고, 육류 중에는 닭고기와 생선을 많이 먹었기 때문으로 보인다. 어류의 섭취는 칼륨 섭취를 늘리는 효과가 있으며, 대시 식이요법은 단백질 섭취를 높이고 포화지방산과 탄수화물의 섭취를 감소시켜 뇌졸중 위험이 줄었을 것으로 보인다.

칼륨 등급: A++

1일 3,600~4,800mg의 칼륨의 섭취는 뇌졸중 위험을 24% 낮춘다. 높은 칼륨의 섭취는 1,000mg 더 섭취했을 때 뇌졸중 위험이 11% 감소하는 효과를 보여주었다. 한국도 평균적으로 칼륨을 1일 약 3,100mg 섭취하고 있다. WHO에서는 전 세계적으로 현대인은 평균 2,800~3,100mg 섭취하고 있다 하니, 평균적인 수치의 칼륨을 섭취하는 사람은 약 20%의 뇌졸중 예방 효과를 얻을 수 있을 것이다.

또 이정형 씨 어머니처럼 뇌졸중에 걸렸던 분이 칼륨과 마그네슘 섭취를 많이 하면 회복이 훨씬 잘 된다고 한다. 칼륨 섭취에는 나트륨과의 섭취 비율이 중요한데, 칼륨은 나트륨 배출을 돕기 때문이다. 몰비율(mol-比)로 1대 1이 권장된다. 이는 칼륨 원자 한 개를 먹을 때 나트륨도 한 개 먹어야 좋다는 말이다. 참고로 한국인의 평균적인 섭취 몰비율은 '나트륨/칼륨 = 2.5:1~3.0:1' 수준으로 칼륨에 비해 나트륨을 많이 섭취하는 편이다. 한국인은 절대적인 칼륨 섭취뿐 아니라 상대적인 칼륨 섭취 역시 모자르다는 뜻이다. 다행인 점은 나트륨 섭취가 많은 사람에게 칼륨 섭취의 효과는 더 좋다.

칼륨은 혈관을 이완시키는 작용이 있으며, 약하지만 수축기 혈압과 이완기 혈압을 각각 3.49mmHg, 1.96mmHg 성도 줄이는 효과도 있다. '혈관 이완 효과 → 혈압 강하 효과 → 뇌졸중 위험 감소'로 이어진다고 이해해 볼 수 있다. 그렇지만 약간의 혈압 강하로만 24%의 뇌졸중 예방 효과를 설명할 수는 없다. 칼륨의 효과에는 아직 우리가 모르는 기전이 숨어 있다.

절대적인 칼륨의 복용량도 중요하지만, 나트륨과의 상대적인 비율도 중요하다. 하지만 우리가 음식을 먹으면서 나트륨과 칼륨의 함량을 계산하면서 먹기는 현실적으로 힘들다. 평균적으로 한국인은 칼륨보다 나트륨을 훨씬 더 많이 먹으므로 한국인이라는 조건 자체가 칼륨의 상대적인 부족 위험이 있는 인자다. 게다가 본인이 외식을 자주 한다면, 국물을 남들보다 많이 마신다면, 매운 음식을 좋아한다면 나트륨 섭취는 한국인 평균보다 높을 것이다. 해당되는 분들은 더욱더 칼륨 섭취를 높이기 위한 노력을 기울여야 할 것이다.

한국인은 칼륨 급원 중 백미의 비율이 지나치게 높고, 그 이외의 식품들은 차지하는 비율이 낮고 다양함을 알 수 있다. 그나마 칼륨 섭취가 높은 음식이 백미와 김치인데, 둘 다 현대인에게 소비량이 감소하고 있는 식품이다.

[도표 2-10] 한국인의 주요 칼륨 섭취 음식

음식	총 칼륨 섭취 대비 비율(%)
백미	11.2
김치	5.4
감자	3.5
참외	2.5
고구마	2.1
미역	2.0
양배추	2.0
사과	2.0

우리가 마트에서 흔히 구할 수 있는 과일 중 칼륨의 최강자는 아보카도다. 무려 485mg의 칼륨이 들어가 있다. 두 번째는 바나나인데, 수박 같은 여름 과일보다 수분 함량이 적은데도 불구하고 왜 바나나가 과연 열대과일인지를 알 수 있는 수치다. 여름에 땀을 흘리면 수분뿐 아니라, 나트륨, 칼륨 역시 함께 배출되기 때문에 미네랄 부족에 빠지기 쉽다. 바나나는 칼륨을 체내에 공급하기에 적절한 과일이다. 바나나뿐 아니라, 대표적인 여름 과일인 참외, 복숭아도 칼륨 높은 과일 리스트에 순

[도표 2-11] 칼륨이 많이 함유된 추천 식품

과일	100g당 칼륨(mg)
아보카도	485
바나나	358
키위	312
감	310
참외	221
복숭아	190
채소	100g당 칼륨(mg)
강낭콩	620
감자	455
부추	450
느타리버섯	420
마늘	401
고구마	337
비트	325
육류(생고기)	100g당 칼륨(mg)
닭고기	500
돼지고기	423
소고기	295

출처: 미국 농무부(www.USDA.gov)

위권에 올라 있다. 한국인의 주요 칼륨 공급 식품 중에는 사과가 가장 높은데, 이는 안타까운 부분이다. 사과는 이들 과일보다 칼륨 함량은 적기 때문이다. 한국인은 다른 과일을 더 자주 섭취해야 한다.

이를 위해서 뇌졸중을 쫓는 '아바아 주스'를 한번 만들어 먹어보길 권한다. 아바아 주스는 칼륨 함량이 높은 아보카도와 바나나, 지중해 식사법의 정수 중 하나인 견과류의 대표격인 아몬드를 넣어 만든다. 여기에 탄수화물은 낮고 단백질 함량이 높은 우유를 넣어 갈아 만든다. 아보카도와 바나나의 궁합이 아주 상큼하며, 아몬드가 들어가 고소한 맛까지 첨가되어 씹는 맛도 일품이다.

'아바아 주스' 만드는 법(2인분)

재료: 아보카도 1개, 아몬드 8~10알, 바나나 1개, 우유 400~500ml

1. 잘 익은 아보카도를 우유 400~500ml에 아낌없이 넣는다.
2. 믹서기 또는 핸드 블랜더로 먼저 간다.
3. 바나나를 넣고 2차로 간다.
4. 아몬드를 구미에 맞게 곱게 갈거나 입자가 굵게 조금만 간다. 여름에는 얼음을 조금 넣어 갈아줘도 좋다.

또, 채소 중에는 강낭콩의 칼륨 함량이 가장 높다. 그 다음은 감자, 부추, 느타리버섯, 마늘 순이다. 참고로 한국인 칼륨 공급 식품 1위인 김치는 100g당 250mg 정도 칼륨이 들어 있는데, 도표의 순위권 식품에 명함도 내밀지 못하는 수준이다. 칼륨 함량을 높이려면 다양한 채소의 섭취와 더불어 콩이 포함된 잡곡밥을 먹거나 감자 또는 고구마로 탄수화물 식품을 대체하는 것이 정답이다.

육류의 경우 부위마다 100mg 정도까지 칼륨 함유량에 차이가 나고, 지방이 얼마나 들어 있냐(개체가 얼마나 살쪘는가)에 따라 또 이야기가 달라지기 때문에 일률적으로 100g당 얼마라고 정하기는 힘들다. 하지만 생고기 기준으로 닭고기, 돼지고기, 소고기 순으로 칼륨이 많다고 보면 된다.

육류는 조리법에 따라서 칼륨 함량이 또 달라진다. 고기 종류에 상관없이 삶아 먹는 것이 가장 칼륨 보존에 좋으며, 굽고 튀기는 방법을 쓰면 칼륨 함량이 줄어든다. 특히 닭고기는 삶아 먹는 것에 비해 다른 조리법은 칼륨 함량이 절반 정도까지 줄어든다. 예를 들어, 양념통닭은 100g당 170mg인데 삼계탕은 280mg의 칼륨이 보존되어 있다. 여름 보양식으로 삼계탕에 부추김치, 무생채의 조합은 분명 조상님의 지혜임에 틀림없다.

추천 복용량

칼륨 3.6~4.8g/일

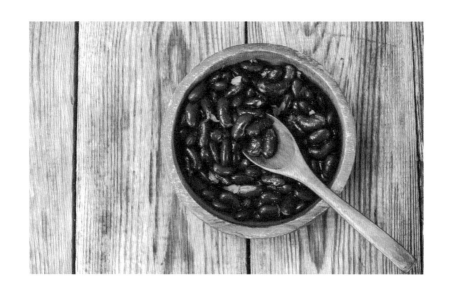

나트륨 등급: 피했을 때의 효과 A++

나트륨은 섭취를 줄여야 되는 영양소다. 짠 음식은 혈압에 안 좋다는 말은 맞다. 나트륨의 과잉섭취는 혈압을 높이고, 뇌졸중 발생 위험을 24% 증가시키며, 뇌졸중으로 인한 사망 위험을 63% 증가시킨다. 특히 한국인은 나트륨 섭취가 많으므로, 반대로 말하면 한국인이 가장 효과를 볼 수 있는 영양요법이 나트륨을 줄이는 것이다. 평균적인 한국인은 WHO 기준 나트륨 1일 권장량 2,000mg의 약 1.5배인 3,600mg을 섭취한다고 한다.

　　절반으로 나트륨 섭취량을 줄이려면 어떻게 해야 할까? 가장 우선해야 할 것은 소금 자체의 섭취를 줄이는 것이다. 음식의 간을 맞출 때 조금 싱겁게 간을 하는 것이 중요하다. 또 소금이 많이 함유된 조미료로 간장, 된장, 고추장 섭취를 줄이는 것도 마찬가지 맥락에서 중요하다. 그 밖에 주요 나트륨 섭취원인 김치, 국수, 라면, 쌈장 등을 줄여야 한다.

[도표 2-12] 나트륨 섭취량의 주요 급원인 식품

단위 : mg

구분 순위	전체(N=8,019) Total			남(N=3,550) Male			여(N=4,469) Female		
	식품명 Food	섭취량 Amount of intake	표준오차 Standard Error	식품명 Food	섭취량 Amount of intake	표준오차 Standard Error	식품명 Food	섭취량 Amount of intake	표준오차 Standard Error
1	소금	941.7	27.3	소금	1147.2	36.3	소금	735.1	29.8
2	배추김치	818.8	18.1	배추김치	1007.0	25.4	배추김치	629.5	18.3
3	간장	430.0	10.3	간장	494.8	13.7	간장	364.8	12.1
4	된장	286.5	12.8	된장	333.5	16.9	된장	239.3	12.0
5	라면	216.1	11.1	라면	280.8	18.0	총각김치	182.1	20.2
6	고추장	204.7	8.7	고추장	260.4	13.8	라면	151.1	10.1
7	총각김치	177.7	18.9	총각김치	173.3	24.3	고추장	148.6	6.9
8	백미	118.6	1.7	백미	137.3	2.4	백미	99.7	1.8
9	국수	93.8	10.1	국수	111.6	14.3	국수	75.9	9.2
10	쌈장	77.9	5.8	쌈장	105.8	9.6	미역	74.3	6.7

출처: 『식품의약품 안전처 통계연보, 2012』

어류 단백질 등급: A++

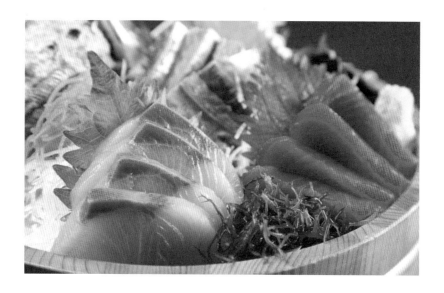

포화지방과 탄수화물 줄이기가 뇌졸중에 도움이 된다는 말은 결국 단백
질 섭취를 증가시켜야 한다는 말과 일맥상통한다. 이를 입증하는 메타
분석이 있다.

　《뉴롤로지(Neurology)》라는 신경학 저널에 실린 이 논문에 의하면,
높은 단백질 섭취는 단백질 섭취가 부족한 그룹 대비 20%의 뇌졸중 감
소 효과를 보여주었다고 한다. 또한 하루 20g 이상의 단백질 섭취 증가
는 26%의 뇌졸중 감소 효과가 있었다. 특히 연구 대상군의 상당수는 육
류보다 어류 섭취가 많았다고 한다. 마그네슘, 칼륨, 식이섬유의 섭취도

함께 증가해서 어류 단백질이 마치 뇌졸중 위험을 줄인 것처럼 보이는 건 아닐까, 하는 의문에서 이 연구에서는 이 점을 보정했음에도 어류 단백질의 효과가 줄지 않았다고 한다. 하지만 어류를 많이 섭취했다는 건 몸에 좋은 지방의 섭취와 떼려야 뗄 수 없는 인자이기 때문에, 이를 고려해서 해석해야 할 것이다. 이 연구가 우리에게 시사하는 바는 탄수화물, 단백질, 지방 중에서 섭취를 늘려야 할 것은 단백질이라는 것과 어류를 더 섭취하려고 노력해야 된다는 것이다.

오메가 3 등급: A-

오메가 3는 고지혈증에 도움이 되는 것으로 많이 알려진 영양소이다. 고지혈증 치료의 궁극적 목표 중 하나인 뇌졸중의 감소에도 역시 효과가 있는 것으로 밝혀졌다. 약 10%의 뇌졸중 감소 효과가 있다. 특히 남성보다 여성에서 효과가 더 좋았다고 한다. 여성에서는 약 20%의 뇌졸중 위험을 줄이는 효과가 있었다.

3장

노인성질환은 30대에 결정된다

삶의 질을 떨어뜨리는
퇴행성 관절염

"선생님, 요즘 저희 친정어머니 때문에 고민이에요."

"무슨 일이세요?"

"평소에 관절염을 앓고 계신데, 점점 심해지는 것 같아요……. 걸을 때도 아파서 힘들어 하세요."

상담자의 어머니 김명자(가명) 씨는 관절염으로 약을 매일 복용하는 분인데, 아무래도 이젠 약발이 잘 듣지 않는 모양이다. 먹고 있는 관절염 약을 좀 더 센 걸로 바꿔야 하거나, 관절강(뼈와 뼈 사이의 틈새) 내 주사를 시도해 보는 것이 좋겠다고 말씀드렸다. 더불어, 어머니가 나이가 젊은 편이고 건강하다면 운동요법이 좋다고 추천해 드렸다. 무릎 주변의 근육을 단련시키는 근력운동을 꾸준히 하면 약만큼 통증 완화에 도움이 된다.

"그런데…… 최근에 안 사실인데요. 약장수한테서 약을 사서 드시더라고요. 그런 것도 같이 먹어도 되나요?"

이건, 무슨 소린가. 아마 약국 등 정식으로 유통되는 약이 아닌, 불법조제로 유통되는, 요새 들리는 소문의 그 약인가 보다.

"아니요. 약국에서 파는 약이 아니라면, 불법조제한 약이에요. 안전하지 않아요. 특히 진통소염제는 뇌출혈 등의 위험이 있기 때문에 더욱 조심해야 해요."

그런 정체불명의 약보다는 관절염에 도움이 되는 영양제를 먹는 것이 훨씬 효과적이라고 추천해 드렸다. 할머니 할아버지들은 건강에 관심이 많기 때문에 보통 건강보조식품 한두 가지는 복용중인 경우가 많다. 기왕이면 가장 의학적으로 입증된 것을 복용하는 게 나을 것이다. 영양제도 병원에서 처방을 한다면 이미 '약' 개념이다.

이틀 후에 모녀가 방문했다. 김명자 씨는 150cm 중반의 키에, 복부비만이 조금 있어 보이는 통통한 몸매를 지녔다. 딸의 부축을 받으며 지팡이를 짚고 진료실로 들어왔다.

"무릎이 아파서 잘 못 걸어요. 왼쪽 무릎이요."

"언제부터 이러셨어요?"

"두 달은 됐어요."

치료 시기를 놓치지 않았을까 걱정됐다. 어머니가 딸 옆집에 사는

데, 자식들 피해 주기 싫어서 괜찮다고 하다가 두 달이나 병원 가기를 미루고 온 것 같았다. 알고 보니 원래 다니던 의원 약도 떨어져서 근처 약국에서 파스만 사다가 붙였다고 한다.

골관절염의 진행과 단계

"아침에 일어날 때 뻣뻣하세요? 10~30분 정도?"

"예……"

무릎 신체 진찰에서 왼쪽 무릎에 물이 차 있었으며, 특별히 어느 한 곳을 만진다고 해서 통증이 심해지진 않았다. 골관절염은 통증이 심해졌다 좋아졌다 반복하는 것이 특징인데, 통증이 심할 때 염증도 심한 경우가 많다. 물이 차 있으니, 염증이 심한 상황임을 짐작할 수 있었다.

"일단 엑스레이를 찍어보시죠."

역시나 양쪽 무릎 전부 골관절염이 와 있었는데, 특히 왼쪽이 더 심했다.

골관절염의 영상의학적인 등급은 1~4단계로 분류되는데, 숫자가 클수록 더 진행되었다는 것을 의미한다. 엑스레이상 심한 것과 통증의 정도는 상관이 없다는 사실이 중요하다.

김명자 씨의 왼쪽 무릎은 영상의학적 등급 3단계, 오른쪽 무릎은 2단계에 해당했다. 치료방법은 주사요법, 약물요법, 물리치료를 선택하는 것이 좋을 것으로 보였다.

[도표 3-1] 골관절염의 영상의학적 등급

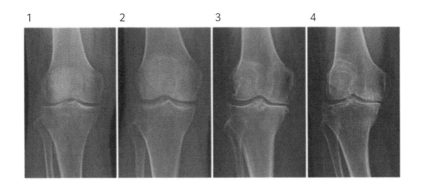

　　"일단 무릎의 물을 좀 빼겠습니다. 염증을 제거해 주는 효과가 있어서 통증이 바로 나아질 겁니다. 그리고 바로 주사치료를 하는 게 좋겠습니다."

　　관절강 내 염증물질들을 제거하고, 히알루론산 주사치료를 시행했더니, 아까보다 표정이 훨씬 편안해 보였다. 자 이제, 교정 가능한 위험인자가 무엇인지 찾아볼 차례다. 김명자 씨의 골관절염 위험인자를 살펴보니 다음과 같았다.

- 나이
- 여성
- 비만

- 골다공증 없음
- 직업
- 스포츠 활동
- 무릎을 다친 과거력
- 유전
- 칼슘결정침착 질환
- 말단비대증

　　이중에서 김명자 씨가 바꿀 수 있는 위험인자 중 가장 강력한 요소는 체중 감량이다. 김명자 씨는 1단계 비만에 해당했다(도표 2-1 참조). 복부 둘레까지 재지는 않았지만, 필시 복부비만에도 해당하는 체형이었다. 무릎 관절이 아픈 사람들 중에는 비만이나 과체중인 분들이 꽤 있다. 특히 나이 드신 분들이 그런 경우가 많다. 현재보다 4~5kg 체중 감량이 필요하다고 보호자와 환자에게 설명해 드렸다.

퇴행성 관절염, 노년만의 문제가 아니다

무릎 관절염은 골관절염의 범주 안에 드는 것으로, 무릎에 퇴행성 변화가 발생하는 주된 이유는 몸의 하중이 골고루 분산되지 못했기 때문이다. 골관절염은 다른 말로 '퇴행성 관절염'이라고도 한다.

　　골관절염은 오랫동안 관절을 많이 쓰면서 지속적인 염증의 악화와 약화가 반복되고 이로 인해 관절 주위 조직이 녹아 없어지면서 관절강이 작아지고 모양 자체가 조금씩 변하는 질환이다. 쉽게 얘기하면 나이가 들면 오랜 세월 너무 많이 써서 자연스럽게 생기는 병이다. 자주 쓰는 고관절이나 무릎, 손가락에 많이 생긴다. 우리나라 전 인구의 10%가 이 질환을 앓고 있으며, 55세 이상 인구 중 80%가 걸리는 질환이다.

골관절염은 50, 60대에서 오기 시작하지만, 증상이 심해지면 걷기도 불편해지고 통증이 증가하므로 삶의 질을 악화시키는 흔한 원인이기도 하다. 움직임에 제한이 생기므로 운동을 자유롭게 못하게 되며, 고혈압, 당뇨, 고지혈증 위험을 증가시키는 인자이기도 하다. 서서히 오는 질환이고, 초반엔 오랫동안 걷거나 무리할 때만 증상이 생기고 통증도 적으므로 무시하기 쉽다. 그런데 이 초기 단계가 중요하다. 치료와 예방을 위해 이때 조치를 취하면 정상적인 관절로 돌아갈 수 있다.

사례에서 어머니의 경우 통증이 생긴 지 오래되어 초기 대처를 하지 못했고, 치료는 늦은 편이었다. 치료를 해도 원래 관절로 되돌아가지는 못할 것이다.

'초기 골관절염'이라는 개념은 의학계에서도 생소한 개념이지만, 초반 대처의 중요성을 강조한다는 점에서 유용한 개념이다. 이전에는 엑스레이 검사와 증상으로 골관절염의 진단을 내렸지만, 일부 의사들은 MRI나 초음파 등 영상검사의 발달로(검사 가격도 하락했다) 좀 더 빨리 골관절염을 발견하고 진단하려는 시도를 하고 있다. 증상이 있지만 엑스레이 검사에서는 정상인 경우 골관절염이 아니라고 진단할 수도 있겠지만, 초기 골관절염의 가능성도 염두에 둬야 한다. 이 경우 초기 골관절염이 아닌 사람도 섣부르게 초기 골관절염으로 진단하는 상황을 피하기 위해, 세밀한 신체 진찰과 초음파 검사, 필요하다면 MRI도 시행한다. 단순 근육통이나 활액막염('물이 찼다'는 표현처럼 붓고 물컹거리는 느낌)이 아니라 관절 안의 염증일 가능성이 높은 사람들을 가려낼 수 있다.

이런 사람이라면 30대부터 주의하라

한편, 나이가 들면서 근육이 빠지는 근감소증 역시 골관절염의 위험인자가 된다. 관절 주변 근육이 빠지면서, 관절을 보호해 주고 지지해 주는 효과가 사라지는 것이다.

'흡연'도 골관절염의 위험인자가 된다. 쉽게 생각하면 골관절염의 진행 과정은 만성 또는 급성염증으로 설명하는데(염증이 연골을 녹인다), 흡연은 이 염증 반응을 가속화하는 악영향을 끼친다.

골다공증, 골감소증은 나이가 들면 오는 것이라고 이해할 수도 있지만, 여성의 경우는 '폐경 후 골다공증'이라고 하는 골다공증도 있다. 폐경 후 에스트로겐이 급격히 줄면서 생기는 것이다. 단순히 노인성질환이라고 이해해선 안 된다는 애기다.

골다공증, 골감소증과 연관이 있다고 알려진 위험인자는 굉장히 많은데, 비만이나 저체중, 운동하지 않는 습관, 흡연, 잦은 음주, 당뇨, 민성간질환, 만성신질환, 류머티스성 관절염, 갑상선 항진증, 남성호르몬 결핍 등이 대표적이다.

가족력이 있다거나 골관절염이 될 가능성이 높은 사람의 경우에는 초기 증상이 보이기 전부터 예방하면서 조심하는 것이 좋다. 나이 40, 50대부터 이따금씩 관절통을 느끼는 사람이라면 주의해야 한다. 관절을 많이 쓴 경우라면 30대 중반부터 조심하는 것이 좋다. 관절을 쓰면 쓸수록 통증을 느끼며 휴식을 취하면 괜찮아지는 상황이라면, 다음의 증상, 이전 과거력과 영상 결과들이 있는지 살펴보고 초기 골관절염 가능성을 생각해 봐야 한다.

- 탈구, 염좌, 타박상 등 이전에 관절외상이 있었던 경우
- MRI나 초음파에서 다음 소견이 있는 경우
  - 활액막염
  - 반월상연골이나 그 외 무릎 연골 이상소견
  - 관절 근처의 골수 이상 소견
- 골관절염 가족력

초기 골관절염 진단에서 문제로 지적되는 것은 통증이 없어도 진단될 수 있기 때문에 과잉진단이 될 수 있다는 점, 이 진단에 맞는 사람들을 치료했을 때 과연 얼마나 골관절염으로의 이행을 예방하거나 늦출

수 있는지 불명확하다는 점이 있다. 그러나 이따금씩 운동 후 통증이나 뻐근한 느낌이 든다거나, 조조강직(早朝强直, 아침에 뻣뻣해짐)이 있는지 등의 증상은 체크돼야 할 것이다. 증상이 나타나는 초기부터 운동, 체중 감량, 영양상담 등의 치료를 추천해 줄 수 있기 때문에 바람직한 개념이라는 생각이 든다.

만약 본인이 초기 골관절염으로 의심된다면, 이후의 인생은 달라져야 할 것이다. 관절에 해로운 반복적인 작업을 피하고 관절에 이로운 근력운동과 유산소운동을 주기적으로 해야 한다. 운동은 양날의 검인데, 지나친 강도의 운동은 관절 내 염증을 증가시켜 골관절염을 진행시킨다. 또한 지나치게 긴 시간 동안의 운동은 관절을 더욱 닳아버리게 할 수 있다. 따라서 적당한 선을 지키는 것이 중요하다.

관절에 부담이 가지 않는 무난한 운동으로는 '수영'을 꼽을 수 있다. 발목, 무릎, 엉덩이 관절에 중력으로 인한 큰 무리가 가지 않으면서 관절 주변의 근육을 강화시킬 수 있는 좋은 운동이다. 하지만 지나칠 경우 어깨 관절이나 근육에 무리가 갈 수 있으니, 본인에게 맞는 강도로 정확한 자세로 운동해야 한다. 수영이나 다른 운동을 한 다음날 또는 운동한 날 밤에 몸의 특정 부위가 시큰시큰하게 아프다면, 강도나 자세에 문제가 있다는 신호로 받아들여야 할 것이다.

자전거 운동도 일반적으로 추천되는 운동인데, 이 또한 자세가 틀리면 오히려 무릎관절에 과부하가 걸릴 수 있다. 엉덩이 시트 높이를 조절해서 가장 발이 내려갔을 때 무릎이 살짝 굽혀지게 타는 것이 좋다.

근력운동으로는 무릎을 굽혀주는 근육과 함께 무릎을 펴주는 근육을 강화시켜 주는 것이 중요하다. 무릎을 펴는 근육의 대표적인 것은 대퇴사두근이다. 올바른 자세로, 중등도 강도로 운동하면 근육을 강화시킬 수 있다.

골관절염을 예방하려면 식이습관과 영양도 중요하다. 방법은 물론 있다. 통증 조절에까지 도움이 되므로 꼭 챙기기 바란다.

스쿼트, 대퇴사두근 강화운동의 대표 운동

발을 어깨 넓이보다 약간 넓게 벌리고 무릎을 90도 정도 구부렸다가 펴는 동작을 반복한다. 이때 무게중심은 최대한 뒤로 가야 한다. 이를 위해서 최적의 자세는 팔을 앞으로 쭉 뻗고, 무릎을 굽힐 때 최대한 엉덩이를 뒤로 빼는 자세다. 하루 12~15회씩 세 번 반복으로 시작해서 하루 100개를 목표로 조금씩 늘려나가면 좋다.

골관절염에 좋은 영양요법

골관절염은 나이가 들면서 생기는 질환인데, 쉽게 말해 관절을 너무 많이 자주 써서 연골이 닳아 없어지는 것이다. 통증의 강도 역시 서서히 올라온다. 나이가 들수록 영양 상태가 전반적으로 나빠지는 경향이 있어서 골관절염에 좋은 식생활은 중요하다. 살은 빠지면서 근육량이 줄어들고, 미량의 비타민, 미네랄 등의 영양소가 부족해지거나 결핍되는 것이 한두 가지씩 나타나곤 한다.

골관절염(퇴행성 관절염) 같은 노인성질환은 서서히 나타난다. 비만이 대표적인 위험인자라는 면에서 대사질환, 심혈관세질환과도 관련성이 있는데, 살이 찌면 관절에 가해지는 부하가 커지고 연골이 더 닳게 된다. 대표적으로 무릎과 허리 관절은 살이 찌면 과부하가 걸리는 곳이다.

아보카도-대두 불갑화물 등급 : A++

아보카도는 불포화지방산이 풍부하고 칼로리가 높은 과일이다. 한 번도 먹어보지 못한 사람들에게 이 과일의 맛을 설명하기란 참 어렵다. 담백하기도 하고 느끼하면서도 고소하다. 익을수록 겉의 초록색 껍질이 검은색이 되며, 이때가 먹을 시기다. 그렇지 않으면 칼이 잘 박히지도 않을 정도로 딱딱하다. 과일칼을 한가운데 깊숙이 찔러서 사진처럼 씨를 기준으로 돌려서 자르고, 양손으로 서로 반대 방향으로 돌리면 쉽게 반으로 나눌 수 있다. 이를 숟가락으로 파고 씨 역시 칼로 주위를 돌려 제거하거나 손으로 빼면 된다.

이 아보카도와 대두를 섞은 것이 아보카도-대두 불갑화물(ASU: Avocado-Soybean Unsaponiables)이다[8]. 아보카도-대두 불갑화물은 영양요법 중 연구 근거가 충분한 편이며 효과도 좋다. 이미 전문의약품으로 의료

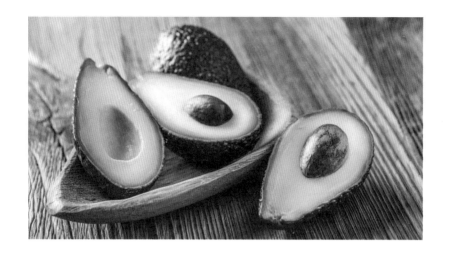

계에서 활발히 처방되고 있는 성분이기도 하다. 아보카도-대두 불갑화물을 먹으면 초기 골관절염에서 원래대로 회춘이 가능하냐는 논란이 있긴 하지만, 상당히 높은 수준의 연구에서 일정 수준의 관절 회복이 보고되었다.

추천 복용량

ASU 300mg/일

---

8 비스테로이드 소염제의 통증 조절 효과는 Effect size가 0.37로 보고되었다. 등급은 이를 기준으로 치료 효과를 평가했다.

콘드로이틴 등급: A++ 또는 A-

콘드로이틴은 글루코사민과 함께 연골의 구성 성분이다. 다른 점이 있다면, 콘드로이틴은 상어나 소의 연골에서 직접적으로 추출한다는 점이다. 연골을 먹으면 연골이 좋아질까? 현대의학은 이에 대해 통증 조절에는 효과가 있다고 결론 내리지만, 닳은 연골이 돌아오는지에 대해서는 아직 밝혀지지 않았다.

콘드로이틴 복용은 항염증 효과가 있으며, 연골 생성을 촉진하고 연골 파괴를 줄이는 효과를 기대하며 병원에서 처방 가능한 약물로도 개발되었다.

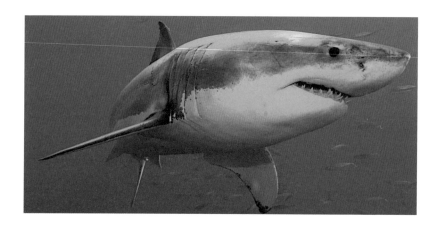

추천 복용량

콘드로이틴 설파이트 800~1,600mg/일

보스웰리아 세라타 등급: 단기간 통증 감소로 A++

보스웰리아 세라타는 인도에서 오래 전부터 쓰였던 약초다. 보스웰리아 세라타의 진액을 유효성분으로 사용하며, 인도 전통의학에서는 관절염, 알레르기 비염, 천식 등에 치료로 써왔다. 실험 결과 보스웰리아 세라타는 항염증 효과가 있다고 증명됐으며, 특히 '류코트리엔'이라는 염증유발 물질 생성을 억제한다고 알려졌다. 실제로 골관절염 치료에 효과가 있는지에 대한 현대의학적인 연구도 이뤄졌는데, 단기적으로는 통증 감소 효과가 아주 좋다고 한다. 하지만 연구의 질 자체는 낮은 편이며, 보스웰리아를 단독으로 사용한 연구도 드문 편이라 결과에 대한 해석은 아직 여지가 있다.

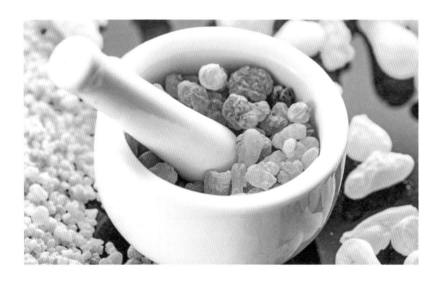

하지만 약초로 분류됨에도 불구하고 부작용이 낮게 보고되고 있다는 점에서는 긍정적인 약초이다. 전통 시장에서도 쉽게 구할 수 있을 정도로 한국에서도 알려져 있는 편이다.

강황 등급: A++

강황 역시 아유르베다 의학에서 쓰이는 약초였으며 한국의 전통의학에서도 다루는 약초인데, 해열과 기침 조절에 쓰였던 약이며 예전부터 식용으로도 널리 쓰이는 식물이다. 인도에서 먹는 카레의 주 재료가 바로 강황이다.

강황의 골관절염에 대한 효과도 보스웰리아처럼 염증을 줄여주는 효과이다. 강황의 효능은 높은 함량의 커큐민에서 온다. 커큐민은 커큐모이드라는 성분 중 가장 생물학적으로 활성이 높은 성분이며 항염증, 항산화 효과를 내는 것으로 알려져 있다.

커큐민은 온도, 빛에 민감해서 높은 온도에서 보관할수록, 빛에 노출될수록 분해가 촉진된다. 따라서 강황은 꼭 냉장 보관해야 한다. 강황 카레를 좋아하는 분들 역시 카레를 냉장 보관해야 오래 좋은 성분을 유지할 수 있다.

커큐민이 효능을 내려면 1일 약 1,000mg 이상 섭취할 것이 권장된다. 강황은 재배한 곳에 따라, 재배한 종에 따라, 보관과 이송을 어떻게 했는지에 따라 커큐민이 얼마나 들어 있는지가 달라지기 때문에 강황 보다는 커큐민을 기준으로 했다. 강황 100g에는 커큐민이 1~2g 정도 들어가 있다고 하며, 고형카레는 100g, 4인분 기준으로 강황이 대략 0.4~1g 정도 함유되어 있다. 매일 카레를 먹어도, 강황가루를 섞어 먹어도 권장 복용량을 달성하기는 힘들다는 말이다.

따라서 커큐민의 효능을 누리기 위해서는 영양제가 추천된다. 커큐민은 장에서 흡수율이 매우 낮은 성분인데, 흡수율을 개선한 커큐민 영양제들이 있으니 이를 복용하는 것이 좋다. 테라큐민이라는 성분은 커큐민을 작은 입자 형태로 잘게 나누어 흡수율을 28배 개선시킨 성분이다. 테라큐민으로 복용시 90mg으로 충분한 커큐민 섭취 용량을 달성 가능하다.

추천 복용량
커큐민 300~350mg×3회/일. 테라큐민 90mg/일

글루코사민 등급: 통증 완화에 A++ 또는 A0

글루코사민은 연골의 구성성분이기도 한 물질이며, 주로 갑각류에서 채취한다. 글루코사민의 섭취가 골관절염에 좋을 것이라는 믿음은 예전부터 동물의 특정 기관을 섭취하면, 그 기관의 병이 낫는다는 어찌 보면 본능적이지만 비과학적일 수도 있는 믿음의 연장선상에 있다. 과연 관절의 구성성분을 먹으면 관절이 좋아질까? 여러 연구들을 종합해 보면 글루코사민은 비스테로이드 소염제와 비교했을 때 조금 낮거나 비슷한 수준의 효과를 보인다. 그러나 최근 연구일수록 글루코사민의 효과는 낮게 보고되고 있어서 주의가 필요하다.

추천 복용량

글루코사민 1,500mg/일

로즈힙 등급: A++

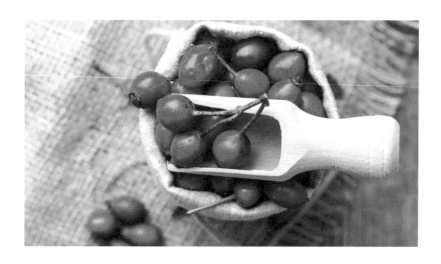

로즈힙(들장미 열매)은 스칸디나비아 출신 영양성분이다. 비타민 C가 식물 중 둘째가라면 서러울 정도로 정말 많이 함유되어 있어 비타민나무,

아세롤라와 함께 3대 천연 비타민 C의 원료가 된다. 비타민 C를 포함해 로즈힙에 들어있는 여러 성분이 항염증 효과를 낸다고 알려져 있다.

골관절염에 관한 연구를 종합해 보면 로즈힙은 통증 감소에 비스테로이드 소염제만큼의 효과를 낸다. 하지만 효능을 발휘하려면 복용하기 버거운 수준의 복용량이 요구된다.

추천 복용량

로즈힙 5,000mg/일

골감소증은
골다공증, 골절의 전초전

"건강검진을 했는데 골감소증이라고 하네요."

55세의 김연숙(가명) 씨는 올해 건강검진에서 처음으로 골밀도 검사를 했는데, 골감소증이 진단되었다.

"네, 결과 한번 볼까요?"

검사 결과 김연숙 씨의 골밀도는 요추 T점수(T-score) -1.5로 골감소증에 해당했다. 최근 골절 병력은 없다고 했다. 폐경은 2년 전에 되었다.

"운동하시면서, 칼슘과 비타민 D 복용을 시작해야겠네요."

"골감소증을 그냥 놔두면 어떻게 되나요?"

"그냥 놔두면 나중에 큰일나지요."

골감소증이나 골다공증은 통증이 없다. 다른 특별한 증상도 없다.

그래서인지 이런 진단이 나오는 경우에는 환자가 치료를 잘 따라오지 않는 경향이 있다. 우선은 환자가 질환에 대해서 잘 알 수 있도록 환자 교육이 따라야 치료율도 올라간다.

골감소증이 골다공증을 불러온다

골다공증은 뼈를 구성하는 미네랄, 특히 칼슘과 기질이 감소한 상태이며, 뼈의 강도가 서서히 약해지는 질환이다. 나이가 먹어감에 따라, 여성은 폐경이 되면서 뼈의 강도는 점점 떨어진다. 통증이나 다른 증상이 없지만 소리 없이 서서히 몸을 안 좋게 만든다. 골다공증은 한국인의 평균 연령대가 높아지면서 자연스럽게 증가하고 있는 질환이다. 골다공증이 있으면 골절의 위험이 증가하기 때문에 문제가 되며, 마치 고혈압이나 고지혈증이 잘 조절되지 않으면 뇌졸중이나 심근경색이 올 수 있는 것처럼 가볍게 여길 일이 아니며 꼭 치료해야 한다.

골감소증은 골다공증의 전 단계에 해당하는 임상적 상태이다. 고혈압 전 단계나 당뇨 전 단계와 비슷한 개념이다. 서서히 나빠지는 뼈의 건강 상태를 골밀도로 측정하여 측정치의 범위에 따라 골감소증과 골다공증으로 나눠놓은 것이다. 50세 이후의 남성과 폐경 여성을 기준으로 T점수가 -1 이하이면 정상, -2.5 이하면 골다공증, -1 초과 -2.5 미만이면 골감소증이라고 진단한다.

50대 이상 한국인의 50%는 골감소증, 20%는 골다공증이다. 그런데도 골다공증의 치료율이 30% 초반에 멈춰 있다는 점은 큰 문제다(외국보다는 좀 낫다. 충격적이게도 치료율이 10%대밖에 되지 않는 나라들도 있다). 당최 치료율이 잘 올라가지 않는다. 10명만 치료해도 한 번의 골절을 예방할 수 있는 효과를 거둘 수 있는데, 참으로 안타까운 상황이다. 방송에서 골다공증 치료가 중요하다고 홍보를 해도 치료율이 잘 올라가지 않는 이유가 뭘까? 뼈를 건강하게 하려면 어떻게 해야 될까? 건강검진 기본 항목에 골다공증이 없었던 것도 하나의 이유가 될 것이다. 그렇다면 2018년부터는 이 추세의 변화를 기대해 볼 수 있겠다. 2018년부터 여성은 54세에 골밀도 검사를 국가에서 지원해 줘서 한 차례 무료로 받을 수 있게 되었다. 부디 이 혜택을 놓치지 마시라.

골감소증, 골다공증이 무서운 점은 골절의 위험률을 드라마틱하게 높인다는 점이다. 골절은 골다공증보다 골감소증에서 더 많이 발생하는데, 골절 부위는 흔히 손, 척추, 엉덩관절에서 온다. 보통 60대 이상에서 골절이 오는데, 노년층에서 한 번 골절이 오면 그 부위의 근력도 약화되고 회복이 잘 안 되는 등 후유 장애가 남는 경우가 많다.

골절이 왔다고 해서 뇌졸중처럼 생명에 지장이 있는 건 아니지 않느냐, 생각하는 분도 계실지 모르겠다. 그러나 고관절 골절처럼 생명이 위험할 수 있는 부위도 있다. 고관절 골절 후 생존율을 보면, 생각보다 사망에 이르는 경우가 굉장히 많다. 치료를 제대로 시작하고 유지하지 않으면 골감소증은 골다공증을 부르고, 쉽게 골절되어 움직임이 감소되면서 삶의 질을 보장할 수 없게 된다. 큰 관절의 골절은 움직임의 감소를 가져오고, 움직임의 감소는 근력의 감소를 가져오게 되며, 노인은 한번 근력이 빠지면 쉽게 올라오지 못한다. 노인정에 가고, 취미를 즐기던 활발했던 노인이 골절 후에는 집에만 누워 있으려 하는 노인이 된다. 이렇게 골절은 노인에게 있어서 삶의 질 저하, 나아가 사망률 증가라는 '건강 악화의 사다리'에 올라타게 하는 사건이다.

우리는 골감소증 단계일 때 얼른 건강 악화의 사다리에서 내려와야 한다. 김연숙 씨처럼 건강검진에서 골감소증이 나왔다면 어떻게 해야 할까? 이때는 아직 약을 쓰지 않고 예방하기 위한 노력이 가능하다. 칼슘과 비타민 D를 챙겨먹고 운동을 하는 것이 중요하다. 골감소증이 나왔다면 칼슘 영양제를 따로 사먹을 필요 없이 병원이나 의원에서 처방받아 먹을 수 있다. 2년마다 평가해서 골감소증에 해당되는지 계속 체크해야 건강보험으로 처방약을 받을 수 있다.

또한 골감소증이 진단되었을 때 다음의 골다공증 위험인자에 해당한다면 이를 교정하려는 노력이 필요하다.

- 음주: 하루 2잔 이상
- 흡연
- 저체중: 비만도(BMI) 20 미만
- 불충분한 운동

• 부족한 칼슘 섭취

만약 건강검진에서 골감소증을 넘어 골다공증이 나왔다면 바로 치료를 시작하기 바란다. 골절 예방 효과가 굉장히 크기 때문에 의사가 권유하면 주저하지 말고 지속적으로 치료받아야 한다. 한번 골다공증으로 진단받으면 1년마다 꼭 한 번은 골밀도 검사를 받아야 한다.

뼈 건강엔 칼슘이 으뜸

칼슘 등급: 골다공증 예방 A++, 골절 예방 A--

탄산칼슘 약 900mg, 비타민 D 약 160IU 섭취 시 2년간 요추 골밀도가 1.6% 증가했다는 연구를 기준으로 칼슘의 골다공증 예방 등급을 매겼다.

칼슘은 뼈의 주요 구성 성분인 미네랄이다. 우유와 유제품, 동물의 뼈 등에 많이 함유되어 있다. 칼슘이 뼈 건강에 좋다는 건 유명한데, 골감소증과 골다공증의 예방과 치료에도 효과가 있다. 꾸준히 칼슘 섭취를 하면 골밀도가 올라간다는 얘기다. 그런데 골절의 감소에는 큰 영향이 없다는 상반되는 연구결과들도 보고되고 있다. 단순히 뼈 건강을 챙긴다고 해서 골절의 위험을 막을 수는 없다는 얘기가 되는데, 왜 이런 현상이 생기는지는 아직 의문이다.

칼슘은 우리가 비타민만큼 흔히 복용하는 영양제다. 그런데 칼슘영양제에도 종류가 있다는 것을 아는 사람은 많지 않을 것이다. 가격 차이도 나거니와 흡수율도 다르기 때문에, 같은 양을 먹어도 몸에서 받는 양이 다르기 때문에 따져보고 복용해야 한다. 칼슘에 어떤 화학구조가 붙는지에 따라 이름이 정해지는데, '××칼슘', 'OO칼슘' 이런 식이다.

우선 가장 저렴한 탄산칼슘에 대해 얘기할까 한다. 탄산칼슘은 가격은 싸지만 흡수가 떨어진다는 단점이 있다. 그래서 동일한 양의 원소 칼슘을 섭취하려면 더 많이 먹어야 하기 때문에 알약의 크기가 크다. 흡수가 떨어진다면 많이 먹으면 되긴 하지만, 1정당 크기가 너무 크기 때문에 부담스럽다. 적정 용량을 확보하기 위해 처방제제로는 씹는 제제로 나오는 것들이 있는데, 당류가 포함되어 있기 때문에 살짝 달달하다. 단맛을 싫어하는 분들은 먹기 꺼려하고, 크기가 커서 복용이 힘들다고 호소하는 경우도 꽤 있다. 부작용 면에서도 탄산칼슘은 가장 좋지 않다. 변비나 복부 증상이 흔히 발생한다.

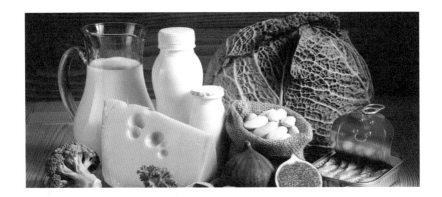

또 다른 종류의 칼슘제제로 구연산칼슘이 있다. 구연산칼슘은 가격은 조금 비싸지만 흡수율이 높아서, 같은 효과를 내는 양으로 비교하면 오히려 탄산칼슘보다 가격이 싸거나 차이가 거의 없다. 크게 만들지 않아도 되기 때문에 알약제제로 먹을 수 있다(탄산칼슘은 씹어먹는 제제로 나온 것들이 많다. 알도 큰 편이다). 탄산칼슘과 비슷한 부작용이 올 수 있지만, 부작용의 가능성은 더 낮다고 알려져 있다.

이외에도 흡수율 높은 칼슘제제들이 존재한다. 보통 아미노산과 결합한 칼슘제제가 흡수율이 높다.

꼭 영양제로만 칼슘을 복용해야 하는 건 아니다. 치즈, 요거트 등 유제품, 녹색잎 채소, 참치, 우유 등에 칼슘이 많이 함유되어 있다.

주의할 점은 추천 복용량은 1일 칼슘의 총 복용량이라는 점이다. 칼슘은 음식물에도 흔하게 들어 있어서, 하루 섭취량을 생각해서 영양제 섭취를 하는 것이 좋겠다. 하루 칼슘 2,000mg 이상의 과량 섭취는 혈관의 건강을 해칠 수 있다는 보고가 있기 때문이다. 남성은 하루 약 500mg, 여성은 하루 약 400mg의 식품 칼슘 섭취를 하고 있다고 하니, 이를 감안해서 영양제 복용을 해야 한다.

언제 어떻게 먹어야 하는지도 중요한 부분이다. 탄산칼슘은 위의 신도기 높을 때(pH가 낮을 때) 십이지장에서 흡수가 잘 되므로, 공복보다 식후에 먹어야 한다. 또 한 번에 많이 먹는 것보다는 500mg 이하로 나눠 먹어야 흡수율이 올라가고 부작용도 적다. 글루콘산칼슘, 구연산칼슘, 젖산칼슘은 반면 위의 산도가 낮은 상황에서도 흡수에 큰 영향을 받지 않아 아무 때나 복용할 수 있다. 그러나 부작용을 줄이려면 역시 식후에 먹는 것이 좋다.

원소칼슘 기준 추천 복용량

폐경 전 성인 여성과 50세 이전 성인 남성 800~1,000mg,
폐경 후 여성과 50세 이상 남성 1,000~1,200mg

비타민 D는 칼슘 흡수를 촉진한다

비타민 D 등급: 골절 예방 A++, 골다공증 예방 A-

비타민 D는 뼈 건강에 좋은 것으로 유명한 영양소이다. 비타민 D는 장에서 칼슘의 흡수를 촉진한다. 비타민 D 결핍이 있는 경우 골다공증이 더 잘 오는 것으로 알려져 있다. 하지만 유명세에 비해 골다공증이나 골감소증 예방에 비타민 D 단독으로의 효과는 적다. 아마도 비타민 D 결핍이나 부족 상태에 있는 사람과 비타민 D가 정상인 사람에게 비타민 D의 뼈에 대한 효과가 다르기 때문이 아닐까 싶다. 반면 비타민 D는 칼슘과는 상반되게 골다공증을 치료하는 목표인 골절 위험의 감소에는 훨씬 더 도움이 된다(칼슘, 비타민 D 둘 다 같이 먹으면 가장 좋겠다). 한 연구에 의하면 비타민 D의 섭취는 고관절 골절을 약 26%, 비척추 골절을 23% 예방했다. 골절의 예방은 단순히 뼈를 튼튼하게 만든다고 해결되는 게 아니라는 단서를 주는 결과이다.

골다공증 외에도 인지 기능 장애, 근육량 저하 등의 여러 인자들이 골절 위험에 영향을 미친다고 하는데, 아마도 비타민 D가 근육량의 유지나 증가에 도움을 주지 않았을까 생각된다. 비타민 D가 노인의 근육량 유지나 증가에 도움이 된다는 연구 결과들이 있기 때문에 충분히 추론이 가능하다.

아래 추천 복용량은 골다공증과 골절 예방에만 적용되는 복용량임을 주의해야 한다. 국내 학회와 국제 학회들에서 비타민 D 복용량을 그렇게 높게 잡지 않는데, 실제 비타민 D 부족이나 결핍 상태에 있는 사람들은 이보다 좀 더 높여 먹어야 혈중 비타민 D 농도가 오른다. 비타민 D에 대한 자세한 설명은 4장에서도 다루고 있다.

추천 복용량

비타민 D3 800IU/일

근육 양이 감소하면
뼈도 약해진다

50세의 이명희(가명) 씨가 가족에 대한 상담을 위해 내원하였다.

"저희 친정아버님이 부쩍 살이 빠지고, 나이가 든 느낌이에요."

"언제부터요?"

"정확히는 잘 모르겠는데, 5~6년 정도 전부터 그렇게 된 것 같아요."

"현재 연세가 어떻게 되시죠?"

"76세요."

76세 할아버지가 바짝 마르고, 허리가 굽고, 기억력이 감퇴되는 것이 당연하다고 생각하는가? 이전의 65세 노인이 요즘에는 노인이 아니라는 뉴스 기사도 뜨고 있고, 노인의 정의도 70세 정도로 높아져야 한다는 주장이 힘을 받고 있는 추세다. 현대의학에는 이제 수명의 연장뿐 아니라 삶의 질도 제공되어야 하는 상황으로 가고 있다. 그런데 삶의 '길이'는 현대 의료 시스템에서 잘 챙겨주지만, 삶의 질은 여러 이유로 소홀한 부분이 있다. 현대인에게 삶의 질은 스스로 공부해야 챙길 수 있다. 임상에서는 보통 질병으로 진단하지 않는 '노쇠' 현상에 대해 산혹 관심 있는 의사 선생님을 만난다면, 이명희 씨처럼 도움을 받을 수 있는 경우도 있다.

"정상적인 노화라기엔 조금 빠른 것 같은데요. 한번 직접 모시고 와 보시죠."

"네, 알겠습니다."

3일 후 이명희 씨가 친정아버님을 모시고 왔다. 듣던 대로 환자분은 살이 많이 빠져 있었다. 기력이 없었는지 따님의 부축을 받으며 한쪽으로 지팡이를 짚고 들어오셨다. 5~6년 전에는 도움 없이 걸어다녔다고 한다. 주변 어르신들이 "기력이 없다", "기운이 없다" 같은 말을 하신다면 대표적으로 의심이 가는 것은 근육량이 감소했을 것이라는 점이다. 나이가 들어감에 따라 서서히 근육량이 줄어드는 것이 아니라 급격하게 근육량이 줄어드는 현상을 근감소증이라고 한다. 근감소증이 오면 힘이 많이 부족해지고 움직임이 둔해지며 걸음이 느려지고 앉았다 일어나기 힘들어지는 등 운동능력이 눈에 띄게 저하된다.

근감소증 역시 나이가 듦에 따라 증가하는 노인성질환 중 하나다. 운동하지 않는 라이프스타일, 단백질 섭취가 적은 식이습관, 채소와 과일을 적게 먹는 식이습관이 연관되어 있다고 알려져 있다.

노쇠인가, 질병인가

노쇠란, 늙어서 쇠약하고 기운이 별로 없는 것이다. 노화에 따른 전반적인 기능 저하와 더불어 개체의 항상성을 유지할 수 있는 생리적인 예비 능력이 감소하여 외부 자극에 대한 반응이 저하됨으로써 여러 질환에 걸릴 위험이 높아지며, 그 결과 기능 의존이나 입원의 가능성이 증가된 상태라고 정의된다. 국제단체에서는 노쇠를 '다양한 원인과 유발 요인에 의해 체력, 지구력, 생리적 기능의 저하로 의존성과 사망을 초래하는, 개인의 취약성을 증가시키는 의학적 증후군'으로 정의한다. 이로써 우리는 '노쇠'를 질병이나 생리적 변화가 초래하는 만성적인 후기 단계의 상태로 이해해 볼 수 있다. 이것은 원인 파악도 여러 가지로 접근해야 함을 의미하며, 치료 역시 다양하게 접근해야 함을 알 수 있다.

가장 유명한 노쇠의 진단 기준은 도표 3-2와 같이 의도하지 않은 체중 감소, 자가 보고한 탈진, 근력 약화, 보행 속도 감소, 신체활동 감소 중 3개 이상에 해당하면 노쇠라 진단한다. 1~2개만 이상이 있는 경우는 '전 노쇠'라고 진단하며, 하나도 이상이 없는 경우를 '건강'이라고 진단한다.

각각의 항목은 자세한 기준들이 있다. 이명희 씨 친정아버님의 경우 체중 감소, 근력 약화, 보행 속도 감소, 신체 활동 감소 네 가지가 의심되었다.

1. 피로 : 지난 한 달 동안 피곤하다고 느낀 적이 있습니까?

    ① 항상 그렇다　② 거의 대부분 그렇다

    ③ 종종 그렇다　④ 가끔씩 그렇다　⑤ 전혀 그렇지 않다

    * ① ②는 점수 1점, 나머지는 0점

2. 저항 : 도움이 없이 혼자서 쉬지 않고 10개의 계단을 오르는 데 힘이 듭니까?

    ① 예(=1점)　② 아니오(=0점)

3. 이동 : 도움 없이 300m를 혼자서 이동하는 데 힘이 듭니까?

    ① 예(=1점)　② 아니오(=0점)

4. 지병 : 의사에게 다음 질병이 있다고 들은 적이 있습니까?

    고혈압, 당뇨, 암, 만성폐질환, 심근경색, 심부전,

    협심증, 천식, 관절염, 뇌경색, 신장질환

    * 0~4개는 0점, 5~11개는 1점

5. 체중감소 : 현재와 1년 전의 체중은 몇 kg이었습니까?

    * 1년간 5% 이상 체중감소가 있는 경우에는 1점, 5% 미만 감소한 경우에는 0점

⇨ 총점이 3점 이상이면 노쇠, 1~2점이면 노쇠 전단계,

정상으로 판정한다.

출처: 대한노인병학회, 한국형 FRAIL 설문지

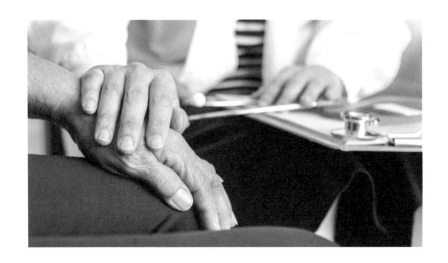

환자분에게 노쇠 진단평가를 실시한 결과, 체중도 1년 전에 비해 5kg이 줄었고 총점 3점으로 노쇠로 판정되었다. 앓고 있는 질환은 고혈압, 만성폐쇄성폐질환, 무릎 골관절염, 골감소증, 전립선 비대증 등이 있었다.

"평상시에 손목이나 손을 움직이는 데 통증이 있으세요?"

"아니오."

"이 악력계를 힘껏 쥐어보세요."

손바닥으로 물건을 쥐는 힘(악력)은 정상 이하였다. 치료하면서 체중과 악력이 호전되는지를 체크해 볼 것이다.

"건강검진은 하고 계시나요?"

노년의 환자가 살이 빠졌을 때 이 질문은 매우 중요하다. 과연 노쇠의 한 과정으로 살이 빠진 건지, 아니면 암으로 인해 살이 빠진 건지 가장 빠르게 가늠해 볼 수 있는 질문이다.

"네, 2년마다 하고 계세요."

다행히 환자분은 건강검진을 잘 받고 있었다. 마지막 검진이 1년 전이었다고 한다. 암에 대한 가족력도 없었으나 5년 이내로 대장내시경이나 위내시경을 해보진 않았다고 하여, 혹시 모르니까 다음 검진 때는 복부 CT와 저선량 폐 CT도 추가해서 찍어보라고 말씀드렸다(대장내시경, 위내시경은 연세 많은 노인에서는 선택적으로 권고한다. 득보다 실이 더 많을 수 있기 때문이다).

노쇠 현상도 치료할 수 있다

이밖에도 노인성 우울증, 치매 평가도 병행해서 체중 감소나 노쇠에 영향을 주고 있지 않은지 살펴봐야 한다. 환자는 다행히 우울증, 치매, 기억력 저하는 없었다. 혈변 등 질환을 의심할 만한 내과적 증상은 없었으며, 걸어다닐 때 숨찬 증상은 5~6년 전에 비해 심해졌긴 했으나, 100m 이상 지팡이를 짚고 갈 수 있는 정도이며 급격한 변화는 아니었다.

근감소증으로 방문한 환자라고 해서 단순히 근감소증만 치료하려고 하면, 나무만 치료하고 병든 숲은 놔두는 격이 된다. '노쇠'로 본다면, 치료적 접근은 다양해야 하며 다음 과정들을 포함해야 한다.

① 약 줄이기

현재 정기적으로 복용하는 약이 몇 가지죠?

"먹는 약 6개, 흡입제 하나요."

환자는 고혈압약을 40대부터 복용해 오다 한 가지를 늘려서 두 가지 고혈압약을 복용중이었다. 또 60대부터 전립선비대증약을 하나 추가해서 복용하다가, 몇 년 전부터는 전립선약이 하나 더 추가됐다. 60대부터 비스테로이드성 진통제를 관절이 아플 때만 복용하다가, 몇 년 전부터는 매일 먹고 있다. 이와 함께 위산을 중화시키는 제산제도 복용중이다. 만성폐쇄성폐질환으로 사용하는 흡입제는 60대 중반부터 시작했으며 정기적으로 내과를 다니고 있다.

노쇠 환자는 약을 조절해야 한다. 질환들이 많아져 약의 개수가 지나치게 많아지면 결국 부작용 가능성도 높아진다. 특정 약물들은 낙상의 위험도 증가시키는 것도 있으며, 장기 복용할 때 노인에게는 좋지 않은 약도 있다. 복용하는 약이 많을 때는 의사가 열심히 머리를 굴려야 한다.

일단 환자의 혈압은 120/80이었다. 노인은 수축기 혈압을 140을 목표로 하는 것이 권장되므로 혈압약을 줄이기로 했다. 전립선 비대증약에도 혈압 강하 효과가 있어서 혈압이 더 떨어졌을 수 있다. 그렇지만 전립선비대증약은 줄일 수가 없으므로, 두 가지 고혈압약을 알약 하나로 합친 복합제로 변경하면서 양은 줄인 제제로 처방했다. 여기에 고혈압에 사용하는 영양요법을 사용하면서, 식단 조절과 운동을 병행하면 고혈압 약은 더 줄일 수 있을 것이었다.

비스테로이드성 진통제는 장기 복용하면 소화성 궤양을 일으킬 수 있으며, 이를 예방하기 위한 제산제의 장기 복용은 특성 비타민과 미네랄의 흡수를 방해하는 작용을 한다. 따라서 이 둘을 다 끊고 퇴행성 관절염에 사용하는, 제산제 복용이 필요 없는 약물로 변경했다. 혹시 무릎 관절 통증이 심하게 올라오는 경우에는 히알루론산 관절 내 주사 등으로 조절하면 될 것이다.

② 운동하기

현 단계에서는 봉이나 벽을 지지한 상태로 오래 서 있기 등 하지 근력을 강화할 수 있는 기초적인 운동을 하는 것이 추천된다. 낙상의 위험이 있으므로 보호자가 옆에서 지켜봐야 하며, 재활운동센터를 다니는 것도 좋다. 치료를 받으면서 혼자 걸을 수 있는 힘이 다리에 생기면 3~6개월 동안 주 3회, 30~60분간 유산소운동을 할 것을 권했다. 그 외 스트레칭, 근력운동, 태극권, 자갈길 걷기 등의 여러 운동방법이 노쇠에 효과가 있는 것으로 보고되고 있다.

③ 식욕 올리기

영양소 섭취를 위해서는 잘 먹어야 하는데, 앞에서 언급한 운동과 통증 조절, 우울증이나 치매가 있는 경우 그에 대한 치료, 약 줄이기가 식욕에도 도움이 될 수 있다. 보조적으로 의사와 상의하에 식욕을 돋우는 약을 처방받아 복용할 수도 있다. 기능성 장질환이 있는 경우 이에 대한 치료도 병행해야 한다.

④ 영양요법

발병과 죽음의 확률이 높아지는 노쇠에 대비하기 위해서는 목표 체중을 의사와 상의해서 정하고, 이에 맞춰 전체 칼로리와 단백질 섭취를 증가시키려는 노력이 필요하다. 또한 노인이 되면서 비타민, 미네랄 등의 미량 영양소에 불균형이 오기가 쉬워지므로 이를 보충하려는 노력도 필요하다. 영양제 복용뿐만 아니라 수액제제도 도움이 될 수 있다.

영양수액은 크게 부작용이 없다는 점이 장점이다. 각자 개인의 상태에 따라 맞춤화하기 때문에 더욱 도움이 된다. 어떤 사람에게는 잘 듣고 어떤 사람에게는 그렇지 않은 경우도 있기 때문이다. 아나필락시스 같은 심한 알레르기성 부작용이 있는 분을 제외하면 절대 맞으면 안 되는 품목도 없기 때문에 이 점이 영양치료의 장점이 된다. 나이가 들수록 전반적인 영양 상태가 나빠지는 경향이 있기 때문에 40, 50대의 중장년층은 물론이고 60대 이상의 노년층에서도 영양수액 치료는 호응을 얻고 있다.

근감소증에 도움이 되는 영양요법

'노쇠'라는 상황은 그 자체로서 여러 영양소의 부족이 있을 것임을 암시한다. 노쇠에 있어서는 한 가지 영양성분보다는 여러 영양성분을 주는 것이 효과가 훨씬 좋으며, 미량 영양소뿐 아니라 단백질의 섭취 증가와 탄수화물, 단백질, 지방 섭취 밸런스의 조절 역시 필요하다.

단백질은 자신의 체중을 감안해서 kg당 매일 1~1.5g을 섭취한다. 체중이 60kg라면 매일 60~90g의 단백질을 섭취해야 한다. 우유, 콩, 생선, 육고기, 달걀 등 다양한 종류의 단백질 급원 식품 중 환자의 입맛에 맞는 식품을 선택한다. 입맛이 떨어진 상태일 경우가 많기 때문에 억지로 먹이려는 노력은 허사로 돌아가기 쉽다. 먹고 싶어하는 걸 먼저 섭취하는 것이 오히려 도움이 된다. 필요할 때는 영양보충식품의 도움을 받을 수도 있으며 식욕을 올리는 치료를 병의원에서 상담 후 받을 수도 있다.

> 단백질 섭취량 : 하루 1.0~1.5g × 체중(kg)

비타민 D 등급: C++

비타민 D는 앞서도 소개했지만, 특정 근육세포를 자극시켜 기능을 유지시키는 역할을 한다. 비타민 D가 부족한 경우, 이 근육세포가 약화되어

동물성 식품의 비타민 D3 함량		
종류		함량(IU/100g)
어류	광어	1,096
	장어	932
	고등어	644
식물성 식품의 비타민 D2 함량		
종류		함량(IU/100g)
잎새버섯		1,124
목이버섯		480
팽이버섯		41
느타리버섯		28
표고버섯		16

출처: USDA.org

근력이 감소한다. 특히 낙상 시에 제 역할을 하는 것이 근육세포이기 때문에 비타민 D의 부족은 노인에게 더더욱 좋지 않다.

한국인의 70~80%는 비타민 D 부족 상태이며, 나이가 들수록 여러 인자에 의해 비타민 D의 부족 위험은 더더욱 커진다. 따라서 노쇠 의심 환자가 있을 때 혈중 비타민 D 측정은 꼭 필요하다. 결핍이나 부족이 의심된다면 권장량 이상의 복용이 필요하다. 영양 보충요법을 할 때는 일정량 꼭 들어가야 하는 비타민이라 볼 수 있다. 비타민 D3가 비타민 D2

보다 활성도가 높아서 추천되는데, D2가 크게 뒤떨어지는 것은 아니기 때문에 좀 더 먹으면 된다고 생각하면 된다. 많이 들어 있는 식품의 종류가 다르므로 개인 취향에 따라 적절히 선택하면 된다.

동물성 식품의 비타민 D는 어류에 많다. 닭이나 달걀에도 많다고 하지만 상대적으로 많은 것일 뿐, 어류에 비하면 그 함량이 너무 적어 음식으로 하루 권장량을 채우기에는 턱없이 부족하다.

어류에는 비타민 D3가 많다면 식물성 식품 중 버섯에는 비타민 D2 함량이 높다. 버섯 속에 있는 비타민 D2의 전구물질이 햇빛을 받으면 D2로 변한다. 따라서 잎새버섯, 목이버섯 말고도 표고버섯을 자외선이나 햇볕에 말리면 목이버섯만큼의 비타민 D2 섭취 효과를 얻을 수 있다. 다만 마른 표고버섯 중 열풍식으로 건조기에 말린 표고버섯은 D2 강화 효과가 없다.

추천 복용법	
부족이나 결핍 시	매일 2,000IU 이상, 1~2개월 복용 이후로는 매일 800~1,000IU
정상 시	매일 800~1,000IU, 류신 포함한 아미노산과 함께 섭취, 근육 강화 운동을 하며 섭취

류신 등급: C++,

류신은 단백질을 잘게 나눈 단위인 아미노산의 일종으로, BCAA(Branc

hed-Chain Amino Acid, 분지사슬 아미노산)에 속한다. 특히 근감소증이 있는 노인일 경우 근육량 증가에 도움을 준다고 알려져 있는 아미노산이다. 근력강화운동을 하지 않은 류신의 단독 보충으로는 근력강화효과까지 보이고 있지는 못하다는 한계점이 있다. 반면 비타민 D, 다른아미노산의 혼합 보충제를 함께 섭취할 때는 근력도 강화되는 효과를 보였다. 영양보충제를 선택할 때 BCAA가 많이 함유된 제품을 선택하거나류신이 일정량 이상 들어갔는지 꼭 확인하도록 한다.

[도표 3-4] 류신이 많은 함유된 음식

종류		함량(mg/100g)
치즈	파마산치즈	4.013
	고다치즈	2.564
	체다치즈	2.434
	모짜렐라치즈	2.372
콩류	강낭콩	3.300
	두부	1.392
어류	참치캔	2.368
	대구(생것)	1.800
육류	소고기	2.000~2.800
	돼지고기	1.900~2.500
	달걀노른자(날것)	1.399
	달걀프라이	1.177

출처: USDA.org

류신은 치즈, 콩, 참치, 대구, 소고기, 돼지고기, 달걀에 많이 포함되어 있다. 다양한 식품에 많이 함유되어 있으므로 기호대로 맞추어 자주 먹으면 된다.

류신 추천 복용량

체중 kg당 0.06g 이상. 하루 2~3번으로 나누어 복용.
다른 아미노산, 비타민 D 혼합제제로 섭취. 근육강화운동을 하며 섭취

연령대별로 건강검진은
달라져야 한다

살다 보면 삶에 커다란 영향을 미치는 사건들이 있다. 대학에 입학하면서 삶의 방향성이 명확지는가 하면, 결혼하기 전과 후의 삶의 목적과 가치관의 방향이 바뀌기도 한다. 마찬가지로 건강에도 커다란 영향을 미치는 사건들이 존재한다. 대표적으로 일어나는 사건이 '암'의 발병이다.

건강과 관련해서는 주요 사건이 일어나기 전에 또는 조기에 발견하고 대처하기 위해서 건강검진을 시행한다. 위내시경을 하는 이유는 위염, 위궤양을 발견하기 위해서이기도 하지만, 가장 큰 목적은 조기에 위암을 발견하여 치료하기 위해서다. 그런데 막상 건강검진을 받으려고 하면 기본 검사 외에 이런저런 부가적인 검사들이 많은 것을 알게 된다. PET-CT(양전자 방출 컴퓨터 단층 촬영기) 포함해서 전부 다 하자니 비용이 부담스럽고, 빼자니 은근히 불안하다. 그런데 이는 결국 확률에 대한 고민이다.

"내가 전립선암 검사를 지금 이 나이에 해야 할까? 대장내시경은 이 나이에 하는 것이 맞는가?"라는 물음에 답할 수 있으면 된다. 그래서 여기에 연령대별로 추천하는 건강검진을 정리해 보았다. 어느 연령대에 어떤 질병이 많이 생기는지 고려해서 만든, 연령대에 맞춰 건강검진 시 어떤 부분을 신경써야 할지 가이드라인을 제시하는 것이라고 보면 된다. 말미에는 자주 들어왔던 질문을 정리해 보았다.

30대 여성의 건강검진

♀ 자궁경부 펴바름검사: 3년마다(필수)

자궁경부암은 다른 암과 달리 30대부터 증가하는 특징이 있다. 따라서 자궁경부 펴바름검사(Pap smear)는 필수로 꼭 시행해야 한다.

♀ 갑상선 초음파검사: 3~5년마다(선택)

갑상선 초음파검사는 갑상선암을 조기 발견하기 위해 시행하며, 필수는 아니지만 선택검사 중 추천할 만하다. 갑상선암은 20대 이후부터 증가하기 시작하며, 갑상선암에 대한 초음파의 조기 발견은 조기 치료를 할 수 있는 장점이 있다. 그러나 갑상선암을 일찍 발견하여 수술하는 것이 과연 환자에게 도움이 되는지, 의료비만 증가시키는 것은 아닌지에 대한 논란이 계속되고 있는 중이다. 따라서 필수는 아니지만, 선택적으로 갑상선 초음파검사를 해볼 수 있다. 일반적으로 3~5년 간격이 권장되며, 이는 갑상선 초음파 소견에 따라 얼마든지 달라질 수 있다.

30대 남성의 건강검진

♂ 가족력, 개인력을 고려하지 않는다면 특별히 추가할 검사는 없다. 30대 남성은 기본 검사만 받으면 된다는 점이 포인트다. 본인이 윗배나 가슴이 자주 쓰리다면 위내시경은 추가해 볼 수 있겠다. 가족 중에 특정 암이 있는 경우에는 개별화로 접근해야 한다.

40대 여성의 건강검진

♀ 위내시경 또는 위장조영술: 2년 간격(남녀 필수)

40대부터는 위암 발병률이 높아지는 연령대이기 때문에, 남녀 모두 위내시경 검사를 필수로 해야 한다. 2년마다 위내시경을 하거나 위장조영술을 받아야 한다. 시행 간격은 보통 2년이지만, 검사 이후 어떤 소견이 나오느냐에 따라 이 간격은 짧아질 수 있다.

♀ 유방촬영술: 2년마다(필수)

유방암 발병률이 높아지는 시기이므로 40~59세는 2년마다 유방촬영술을 받아야 한다. 60세부터는 3년마다 유방촬영술이 권고된다. 간혹 우리나라의 경우 '치밀 유방'이라고 해서 유방촬영술로는 잘 보이지 않는 형태를 가진 분들이 많은데, 이럴 때는 유방 초음파로 3년마다 정기적으로 검사를 받는 것이 좋다.

ᚢ 자궁경부 퍼바름검사: 3년마다(필수)

ᚢ 갑상선 초음파검사: 3~5년 간격(선택)

40대 남성의 건강검진

♂ 위내시경 또는 위장조영술: 2년 간격(남녀 필수)

위내시경(또는 위장조영술) 외에 특별히 40대 남성에게 추천되는 건강검진 항목은 없으므로 기본적으로 피검사, 혈압계, 허리둘레와 체중재기, 소변검사만 하면 된다. 본인이 가지고 있는 증상에 따라 선택해서 검사를 해보면 좋을 것이다.

50대 여성의 건강검진

♀ 위내시경 : 2년 주기(필수)

♀ 대장내시경: 5년 주기 또는 1~2년마다 분변잠혈검사(필수)

대장암은 50대에 급격히 발병률이 올라가는 암이다. 50세가 되면 반드시 한 번은 하고 넘어가야 한다. 이를 대체할 수 있는 검사들이 있다는 것도 알면 좋다. 1~2년 간격으로 분별잠혈검사로 내시경을 대체하는 빙법도 있다. 위험요인과 발견할 확률을 고려하면 사실 정답은 없다. 더 확실한 검사를 원한다면 대장내시경은 선택하면 되고, 대장내시경이 힘들고 위험하다고 생각한다면 분별잠혈검사를 하면 된다.

♀ 저선량 폐 CT: 매 1~2년마다(선택)

최근엔 저선량 폐 CT를 고위험군에서 일찍부터 하자고 하는 것이 대세다. 폐암을 일찍 발견하는 것이 과연 수명을 늘리는 효과가 있는지에 대한 논쟁들이 있어왔지만, 반대하는 쪽에서 내세우는 근거 중 하나인 'CT 검사비용'은 개인보다는 국가의 입장을 대변하는 근거다. 개인의 입장에서는 CT 검사는 조그마한 확률이라도 '폐암'이라는 사건을 피해 갈 수 있는 기회가 된다. 반면 국가의 입장에서는 확률이 낮은 질병에 모든 국민이 CT를 찍으면 건강보험 재정이 위협받을 수 있다는 입장인 것이다.

개개인으로 봤을 때는 선택 검사이긴 하지만 50대라면 폐암 조기 진단을 위해 저선량 폐 CT를 받는 게 좋다. 매 1~2년마다 받는 것이 추천된다. 본인이 흡연을 하고 있거나 가족 중에 폐암이 있다면 더더욱 받는 게 좋다.

♀ 골밀도 검사: 선택

폐경 후라면 골밀도 검사를 한번쯤 받아볼 필요가 있다. 여성호르몬의 급격한 감소는 뼈의 강도를 크게 약화시킬 수 있다. 골밀도 검사에서 정상이라면 다행이지만, 골감소증 소견이라면 칼슘과 비타민 D 제제를 복용하면서 2년마다 골밀도 검사를 실시한다. 만약 골다공증이라면 골다공증 치료제 복용을 시작하고 1년마다 골밀도 검사를 하게 될 것이다. 정부에서는 만 54세 때 무료로 골밀도 검사를 시행하도록 하고 있다.

- ♀ 자궁경부 퍼바름검사: 3년 주기(필수)
- ♀ 유방촬영술: 2년 주기, 치밀 유방이라면 유방 초음파를 3년 주기(필수)
- ♀ 갑상선 초음파검사: 3~5년 주기(선택)

50대 남성의 건강검진

- ♂ 위내시경: 2년 주기(필수)
- ♂ 대장내시경: 5년 주기 또는 1~2년마다 분변잠혈검사(필수)
- ♂ 저선량 폐 CT: 매 1~2년마다(선택)
- ♂ 혈중 PSA 등 전립선 관련 혈액검사, 전립선 초음파, 전립선 직장 수지 검사: 선택

50대 이후 전립선비대증이 증가해서, 50대 이후 남성의 절반 정도는 전립선비대증을 앓게 된다. 전립선비대증 증상을 앓고 있는 분들 중 아주 간혹 암이 있는 경우도 있는 건 사실이다. 그렇다고 전립선 관련 검사들을 건강검진에서 모든 사람에게 하자고 권고되지는 않는다.

한 가지 방법은 전립선 증상을 설문조사로 해서 점수를 매긴 후, 선택적으로 검사하는 방법이다. 본인이 서서히 소변줄기가 힘이 없거나, 소변 개시기 힘들다면 의사와 상담 후 전립선에 대한 검사를 받아볼 필요는 있다.

60대 여성의 건강검진

- ♀ 위내시경: 2년 주기(필수)
- ♀ 대장내시경: 5년 주기 또는 1~2년마다 분변잠혈검사(필수)
- ♀ 저선량 폐 CT: 1~2년마다(선택)
- ♀ 골밀도 검사: (필수)

골밀도 검사는 65세 이상에서 건강보험이 적용된다. 만 66세에는 정부에서 무료로 건강검진 항목에 골밀도 항목을 포함하도록 하고 있다. 골다공증은 소리 없이 뼈를 갉아먹는 놓치기 쉬운 질환이다. 별로 신경 쓰지 않고 지내도 증상이 없으니 일상생활에 지장이 없지만 후회는 결국 다리, 팔, 척추 골절이 온 후에야 하게 된다.

- ♀ 자궁경부 펴바름검사: 3년 주기(필수), 65세 전까지만
- ♀ 유방촬영술: 3년 주기, 치밀 유방이라면 유방 초음파를 3년 주기(필수)
- ♀ 갑상선 초음파검사: 3~5년 주기(선택)

60대 남성의 건강검진

- ♂ 위내시경: 2년 주기(필수)
- ♂ 대장내시경: 5년 주기 또는 1~2년마다 분변잠혈검사(필수)
- ♂ 저선량 폐 CT: 1~2년마다(선택)
- ♂ 혈중 PSA 등 전립선 관련 혈액검사, 전립선 초음파, 전립선 직장 수

지 검사: (선택)

65~69세 남성의 36%는 전립선비대증을 앓고 있다. 이 검사들은 전립선암을 위해서라기보다는, 전립선비대증 증상이 의심된다면 진단을 받고 치료하기 위해서 한다고 보면 되겠다. 이미 진단받은 분들은 앞으로 어떻게 치료할지 상담을 받는 게 좋다.

70대 여성의 건강검진

- ♀ 위내시경: 2년마다, 74세까지(필수)
- ♀ 분변잠혈검사: 1~2년마다(필수)
- ♀ 저선량 폐 CT: 1~2년마다(선택)

70대까지 암에 걸리지 않았다면 잘 버텨왔다고 볼 수 있겠다. 이 시기는 본격적으로 검진에 대한 이득과 위해를 따져봐야 하는 시기다. 누구나 오래 살기를 욕망한다. 하지만 78세 때 조기 위암을 진단받았다면, 수술을 받는 결정이 과연 수명을 연장시켜 주는지 따져봐야 한다. 수술은 항상 위험을 동반한다. 수술 후 감염, 재수술, 많은 실혈…… 이런 위험을 안고 수술해 봤자 암을 가지고 사는 것보다 못한 결과가 나온다면 후회스럽기 그지없을 것이다.

또 검사의 위험도 있다. 나이가 들면서 수면 마취에 대한 위험도 따라오며, 만에 하나 위 천공이 생길 경우 그 상황을 넘길 수 있는 체력이 있을지에 대한 의문도 생긴다. 그러한 이유로 위내시경 검사는 75세 이후는 권고되지 않는다고 이해하면 되겠다. 대장내시경 검사도 고민이 많이 된다. 연령대가 높을수록 검사의 합병증과 가능성도 높아지며, 수면마취의 위험도 높아지기 때문이다. 그런 이유로 학회에서는 상황에 따라 개별화로 접근해야 한다고 결론을 내리고 있다.

대체 어쩌란 말인가 싶기도 하다. 이때 확실하고 안전한 방법은 1~2년마다 분변잠혈검사를 하는 것이다.

♀ 골밀도 검사: 필수

나이가 들수록 골감소증, 골다공증이 걸릴 확률도 점점 높아진다. 이 연령대에는 정말 골밀도 검사에 드는 비용이 아깝지가 않다. 노모가 계신 아드님, 따님은 꼭 부모님 모시고 건강검진, 특히 골밀도 검사를 해보기 바란다.

♀ 유방촬영술: 2~3년 주기, 치밀 유방이라면 유방 초음파를 3년 주기 (필수)

♀ 갑상선 초음파검사: 3~5년 주기(선택)

70대 남성의 건강검진

♂ 위내시경: 2년마다, 74세까지(필수)

♂ 분변잠혈검사: 1~2년마다(필수)

♂ 저선량 폐 CT: 1~2년마다(선택)

♂ 골밀도 검사: 필수

골다공증은 여성만 걸리는 병이 아니다. 신체활동의 감소, 남성호르몬 감소, 칼슘과 비타민 D 섭취 감소 등 복합적인 원인으로, 남성의 골다공증 유병률이 증가하는 시기다. 70대부터는 남성도 꼭 골다공증 예방을 위한 노력을 해야 한다.

♂ 혈중 PSA 등 전립선 관련 혈액검사, 전립선 초음파, 전립선 직장 수지 검사: 선택

남자가 70대가 되면 전립선비대증의 유병률이 43%가 된다. 이 검사들은 전립선암을 위해서라기보다, 전립선비대증 증상이 의심될 때 진단을 받고 치료하기 위해서라고 보면 되겠다. 이미 진단받은 분들은 치료를 위한 상담을 받는 게 좋다.

Q. 복부 초음파는 어떤 사람이 하는 거예요?

특별히 문제가 없는 한 복부 초음파를 건강검진에서 권하지는 않는다. 하지만 간경변증이 있거나 B형간염 보균자 또는 C형간염 보균자이면서 남성 40세 이상 또는 여성 50세 이상이면 6~12개월마다 AFP라는 피검사와 함께 초음파 검사를 받아야 한다. 간암 고위험군이기 때문이다.

또 본인이 단 것을 즐겨 먹거나, 최근에 살이 많이 쪘거나 비만에 해당한다면 지방간을 발견할 가능성이 있으므로 선택적으로 해보는 것도 좋다. 자신의 간에 지방이 많이 껴 있다는 사실을 알고 더 건강한 라이프스타일로 회귀하는 데 신경 쓸 수 있다면 좋을 것이다.

Q. 뇌 혈관조영 CT, MRI, 경동맥 초음파 검사, 심장 CT는 꼭 해야 되는 건가요?

이 검사들은 뇌졸중, 심근경색, 동맥경화증 가능성을 보기 위한 검사로 뚜렷한 권고 기준은 없는 실정이다. 특정 검사가 건강검진 필수검사 항목으로 들어가려면 이 검사를 했을 때 위험, 비용보다 얻는 이익이 크다는 확실한 증거가 있어야 한다. 그런데 이 검사들은 그런 근거가 부족한 검사들이기 때문이다.

임상적으로는 혈관에 문제가 없다면 3~5년에 한 번 정도 선택적으로 해보면 된다고 권유된다(확실한 건 아니라는 게 함정인데, 아직 몇 년에 한 번씩 해야 좋은 것인지도 정해지지 않았다. 초음파 검사는 위해는 없으니 보다 짧은 간격으로 실시해도 무리는 없겠다). 아무래도 가족 중에 뇌혈관질환을 앓은 분이 있거나, 본인이 당뇨, 고혈압 환자이며 흡연을 오래했다면 검사를 해보는 쪽을 권한다. 만약 검사에서 혈관이 좁아진 부위가 있거나 칼슘 침착이 심하다면 의사와 꼭 상담을 하고 조치할 방향을 결정하기 바란다.

Q. PET-CT, 암 표지자 검사는 해보는 게 좋은가요?

PET-CT는 가장 비싼 고가의 영상검사이며, 꼭 할 필요가 없는 것이기도 하다. 이 검사는 암 진단을 받고 전이된 부분이 없는지 확인할 때 사용돼 온 검사다. 일반인을 대상으로 시행했을 때 소 뒷걸음질 치듯이 암을 발견할 수는 있겠으나, 질병이 의심되거나 확진된 사람에게 했을 때처럼 검사의 정확도가 증상 없는 사람에게도 유지되는지는 아무도 모를 일이다. 선택의 자유를 존중한다는 미명 하에 지나치게 시행되고 있지 않나 하는 생각도 든다. 방사성 피폭의 위험성 역시 고려해야 하나, 위험과 이득을 놓고 저울질해서 결론을 내리기에는 아직 연구결과가 부족한 실정이다.

암 표지자 검사도 마찬가지로 추천하지 않는다. 더욱 애매한 점은 이 검사에서 양성 소견이 나왔을 때 어떻게 해야 하는지 정해진 부분이 거의 없다는 사실이다. 안전성을 추구하는 의사의 특성상 절대 그냥 넘어갈 수는 없고, CT 등의 다른 영상검사를 권유하거나 정기적으로 관찰하거나, 조직생검이라는 방법을 택할 수도 있다. 이런 검사 방법들이 긁어 부스럼이 될지, 오히려 위해를 가하게 될지 애꿎은 비용만 날리게 될지 사실 알 수 없다.

Q. 유전자 검사는 꼭 해야 하는 건가요?

유전자 검사는 많은 유형의 검사들이 특정 질병에 걸릴 위험을 나타내 준다고 하지만, 특정 검사를 빼고는 대부분의 검사에서 양성이 나온 사람들을 오랫동안 관찰해서 정말 그 질환에 걸리는지 확인해 본 연구가 없다. 검사 결과 당신이 정말 그 질환에 걸릴 위험이 얼마나 되는지 추측하는 건 시기상조라는 말이다. 추가 연구들이 진행되어 몇 년, 몇십

년 후에나 확실해지는 검사법이다. 하지만 이러한 검사를 시행했을 때, 수검자가 특정 질환에 대한 경각심을 가지고 그에 대한 대비를 위해 라이프스타일을 개선하려는 노력을 하게 된다면 임상적으로 의의가 있을 것이다.

30대부터 노인성질환을 예방하는 한국식 지중해 식사

노인성질환을 촉진하는 대사질환, 혈관질환을 예방하는 데에는 영양요법과 식사법이 가장 중요하다. 앞서 얘기한 대로 고혈압을 예방하는 대시 다이어트는 효과가 좋은 것으로 연구가 많이 이뤄져 있는데, 지킬 것이 많아 복잡하다 보니까 나의 경우엔 지중해식 식사법을 자주 권하고 있다. 불포화지방산이 많은 식물성 기름을 늘리는 등의 기본 조항이 같아 효과 면에서나 실천적인 면에서 좋은 결과가 기대되는 식단이다.

지중해식 식단의 개념은 아주 간단하다. '지중해 주변 연안 국가들의 식사 습관'이다. 하지만 이를 제대로 정의내리는 일은 쉬운 과정이 아니다. 이런 식의 정의는 의과학자들이 연구를 하기에는 너무나 애매한 정의다. 그 이유는 이렇다. 첫째, 지중해 연안 국가들의 식단은 나라마다 조금씩 다르다. 이탈리아인들은 그리스인들보다 포화지방을 더 많이 섭취하고, 단일불포화지방산을 더 적게 섭취한다. 둘째, 지중해식 식단은 시간의 흐름에 따라 영양소 분율 등이 변화한다. 1964년 지중해 식단의 식이섬유 함유량은 하루에 41~62g이었으나, 현대의 연구에서는 하루 33g으로 식이섬유 함유량이 줄어드는 경향을 보인다.

지중해식 식단이 의학적으로 이롭다고 주장하려면 지중해식 식단이 무엇이며, 연구자마다 공통된 개념을 사용해야 한다. 실제로 이루어졌던 연구들은 이 지중해식 식단을 각자 나름대로 정의내리고 있지만, 강조하는 식품의 종류는 같을지언정 그 식품의 섭취량이나 식단의 영양소 양이 조금씩, 또는 많이 차이가 난다는 한계가 있다.

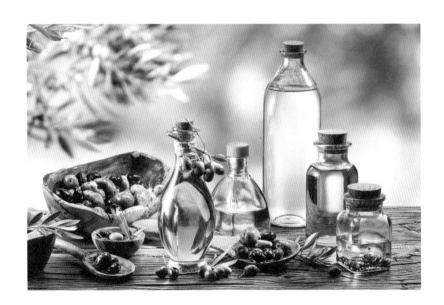

그렇다면, 한계는 있겠지만 연구들의 평균이 가장 지중해식 식단을 이상적으로 표현해 낼 수 있지 않을까? 최근까지의 지중해식 식단 연구들을 종합해 보면 다음과 같다.

- 채소 225~675g[9]
- 과일 75~300g
- 곡물 120~1,260kcal
- 올리브 오일 56g

이로써 알 수 있는 지중해 식단의 특징을 정리해 보면 이렇다. 식물성 지방을 많이 섭취하며, 특히 올리브 오일을 주 지방 급원으로 이용한다. 육류도 먹지만, 생선, 유제품을 단백질 섭취 급원으로 더 강조한다. 그리고 견과류를 많이 섭취한다.

생선에도 불포화지방산이 많고 미네랄이 많으며, 견과류 역시 불포화지방산과 미네랄이 풍부한 식품군이다. 결국 지중해 식단의 특징은 고지방 저탄수화물 식이요법, 지방급원으로 불포화지방산(특히 단일불포화지방산)을 사용한다는 점, 미네랄 섭취가 풍부하다는 점이 포인트다. 하루 평균 섭취량을 정리하면 다음과 같다.

---

9 Austrian Dietary Guidelines

- 평균열량 2,222kcal

- 총지방 37%

- 단일불포화지방산 18%

- 다가불포화지방산 5%

- 포화지방산 9%

- 식이섬유 33g

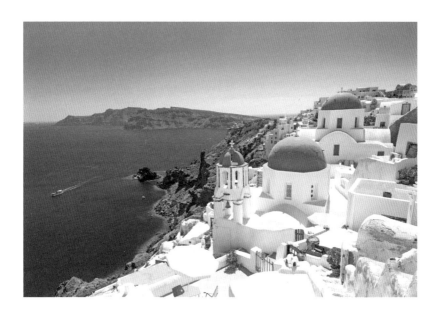

한국인의 식사와 어떻게 다른가

하지만 우리는 큰 것을 놓치고 있을 수도 있다. 지중해 연안 국가를 여행해 보았는가? 스페인, 이탈리아, 그리스 모두 기후가 대체로 따뜻하고, 햇빛을 많이 받는 환경이다. 산, 평지와 바다가 조화로워 먹을 것이 풍부하고 긴장을 풀기에 최적이며, 그래서 그런지 관광업이 발달해 있다. 스트레스를 줄이는 환경, 햇빛 비타민인 비타민 D가 모자랄 수가 없는 생활습관과 날씨, 풍부한 먹을거리로 인해 미네랄을 포함한 균형적인 영양소 섭취가 뒷받침되고 있다는 말이다. 다른 나라에서 사는 그리스 민족을 살펴본 연구 등 지리학적인 연구의 한계를 극복하려는 시도가 있지만, 대부분의 연구에서는 어쩔 수 없는 한계로 지리적 요소를 언급할 수밖에 없다.

또 한 가지 우리가 놓치지 말아야 할 부분은 많은 연구들에서 1일 소금 섭취량을 간과하고 있다는 점이다. 소금을 많이 섭취하는 식이습관은 혈압을 높이고, 심혈관계질환 발병에도 악영향을 미친다. 최근 연구에서 그리스인의 식단에서 소금 섭취량이 타 식단보다 많다는 점을 지적했다(그럼에도 칼륨의 섭취량 역시 많아 그 부작용을 상쇄시키고 있다는 점을 주목해야 한다). 건강에 악영향을 미칠 것임이 분명한 지중해 식단의 이 한계점에 대해 더 많은 연구가 필요하다.

그렇지만 지중해식 식단이 건강에 미치는 이로움에 대해서 많은 좋은 결과들이 있었다. 특히 견과류나 올리브 오일, 채소의 섭취가 많아지면 많아질수록 심혈관질환에 덜 걸리고 오래 산다는 연구들은 주목할 만하다. 결론적으로 지중해 식단은 체중감소 효과가 있으며, 심근경색 관련 질환을 예방하고, 뇌졸중 위험을 줄이며, 사망률을 줄인다.

이 지중해식 식단을 통해 한국인의 식습관을 반성해 보자면, 다음의 요소들이 문제가 되고 있다.

- 한국인은 육류를 점점 많이 섭취한다.
- 생선과 점점 멀어지고 있다.
- 견과류를 적게 먹는다.
- 채소는 점점 안 먹고 있다.
- 과일을 먹지 않는 사람과 먹는 사람의 편차가 심해진다.

지중해식 식습관은 외식에서든, 집에서 하는 음식에서든, 한국인의 식습관을 보완해 줄 수 있는 건강한 식습관임은 분명하다. 한국인의 식사습관에 지중해식 식사를 녹여낼 수 있다면 실천하기도 좋을 것이다. 우선 한국인 입맛에 맞는 지중해식 식단을 선택하고, 지중해식 식사의 특징을 유지한 채 한국적인 식단을 선택해 보면 좋겠다.

서양식 요리라 하면 고급스럽지만 느끼한 맛, 빵이나 밀가루 위주이거나 붉은 고기 식단이 떠오를 것이다. 이 책에서 그 편견을 깰 수 있는, 한국인들이 좋아할 만한 지중해식 식단을 소개해 보았다.

해산물과 올리브 오일을 듬뿍 먹을 수 있는 건강하고 간단한 대표적인 스페인식 요리다. 페페론치노라는 고추의 한 종류는 건고추로 대체 가능하며, 한국인 입맛에 오히려 맞다. 약간 매운맛을 좋아한다면 마늘을 정량보다 조금 더 넣고, 청양고추를 첨가해 보는 것도 좋다. 현지에서는 올리브유가 식으면 느끼한 맛이 강해지기 때문에 '카수엘라(cazuela)'라고 하는 냄비용 그릇에 조리한 뒤 그대로 상에 올려 먹는 내내 음식이 식지 않게 하는데, 우리나라 스타일로 뚝배기에다 조리하는 것도 좋다. 넓적한 냄비에 요리하면 올리브 오일을 많이 쓰게 되니, 입구가 좁은 뚝배기가 적당할 것이다.

● 재료

새우(중) 20마리, 올리브 오일 1/2컵(1컵은 240ml, 냄비에 새우가 반 이상 잠길 정도), 마늘(슬라이스) 1~2줌 또는 다진마늘 1~2숟갈, 건고추(취향껏) 2~3개, 소금 약간

● 소리법

1. 새우는 껍질과 머리, 내장 부분을 제거한다(냉동 칵테일 새우를 준비해도 좋다). 마늘은 편으로 썰어놓거나 다진마늘도 상관없다.

매운 고추는 다져서 준비하면 고추기름이 빨리 되고 보기 좋지만, 통째로 넣어 먹어도 상관없으며, 건고추는 잘 부서지므로 손으로 부셔 넣으면 된다.

2. 카수엘라(또는 뚝배기나 후라이팬)에 새우가 살짝 잠길 정도로 올리브유를 넉넉히 두른 뒤 마늘을 넣어 끓인다.

3. 새우가 하얗게 익어간다면 다진 고추를 넣어 천천히 구워낸다. 다진 마늘을 사용할 경우에는, 새우를 올리브 오일에 먼저 넣고 익히다가 고추를 넣을 때 같이 넣는 게 좋다.

4. 소금과 후춧가루로 간을 하고, 마지막으로 파슬리나 바질을 뿌려준다(없으면 안 넣어도 무방하다).

5. 고추로 인해 올리브 오일의 색깔이 빨갛게 될 때까지 끓인다. 너무 오래 끓이면 색깔이 어두워지면서 타버리므로 적절한 타이밍을 맞춰보자.

6. 냄비째 빵과 함께 낸 뒤 올리브 오일이 식기 전에 먹는다. 스페인에서는 빵에 찍어 먹지만, 한국인의 식탁에서는 밥에 숟갈로 뿌려먹어도 맛있다. 와인 안주로 특히 잘 어울리며, 빵에 올리브 오일을 묻히고 새우와 마늘을 얹어 먹는다.

이 요리는 너무 유명해서 지중해식 식단의 대표적 요리라기보다 범유럽적인 요리다. 미국인이나 캐나다인의 식탁에도 흔히 올라간다. 하지만 여러 가지 변형 중 지중해식으로 요리하는 토마토 홍합 스튜를 소개한다.

이 요리 역시 베이스로 올리브 오일과 함께 토마토를 듬뿍 사용한다는 특징이 있다.

● 재료

홍합 3줌, 양파 1개, 토마토 소스 5Ts, 마늘 1~3ts(기호에 맞게 조절), 올리브유 3Ts, 페페론치노 5~7개 또는 건고추 1~2개, 물엿 또는 올리고당 0.5Ts, 청양고추(생략 가능) 기호에 맞게, 피망(생략 가능) 1개, 새우(생략 가능) 1줌, 돼지고기 또는 닭고기(생략 가능) 1줌, 작은 당근 1개(생략 가능), 감자 2알(생략 가능), 양송이버섯 4개(생략 가능), 바질 약간(생략 가능)

Point 여기서 중요한 재료는 홍합, 토마토, 마늘, 양파, 올리브유가 되겠다. 다만 이렇게만 넣어서 먹으면 탄수화물이 부족해서 배가 허하니, 감자나 돼지고기 또는 닭고기를 넣어서 먹어도 좋다.

● 조리법

1. 홍합을 손질한다. 흐르는 물에 씻으면서 수염을 손으로 뜯어 제거하고, 홍합끼리 긁어서 겉에 붙은 이물질을 제거한다.

2. 웍(높이가 좀 있는 중식 후라이팬)에 올리브 오일을 넣고 새우, 얇게 썬 마늘, 돼지고기(또는 닭고기), 감자, 당근 등 빨리 익힐 재료들을 먼저 넣고 볶는다. 이어서 페페론치노(또는 건고추), 청양고추를 넣는다.

3. 재료가 어느 정도 익으면 홍합을 넣는다.

4. 화이트 와인(또는 소주) 3~5스푼 정도를 골고루 뿌려 넣는다.

5. 술 향이 날아갈 때까지 볶는다(화이트 와인 또는 소주가 골고루 묻을 정도면 된다).

6. 토마토 소스와 물을 홍합이 잠길 만큼 넣는다. 이때 바질과 올리고당(또는 물엿)도 함께 뿌려준다.

7. 홍합이 너무 익으면 딱딱하게 되기 때문에 대부분의 홍합이 입을 벌리는 시점에 불을 끈다. 먹기 딱 좋은 적절한 타이밍을 찾는 것이 포인트다.

8. 엑스트라 버진 올리브 오일을 위에 한두 바퀴 둘러준다.

9. 마무리로 파슬리 가루를 뿌려주면 좋다. 기호에 따라 모짜렐라 치즈를 뿌려 먹어도 된다.

이 역시 와인과 어울리는 음식이다. 제대로만 요리했다면 밥도둑이 따로 없다. 특히 치즈를 좋아한다면 듬뿍 뿌려 먹자.

Point 토마토 소스보다 토마토+양파

시중에서 파는 토마토 소스를 넣어도 되지만, 여러 첨가물을 넣어 단맛을 내기 때문에 건강함이 떨어진다는 단점이 있다. 그렇다고 수제 토마토 소스를 계속 만들어 쓸 수도 없는 일이다. 이럴 때 좋은 대안이 있다. 토마토 2~3개, 양파 1개를 같이 갈아서 술을 뿌린 후 향이 날아갈 즈음 이것을 토마토 소스 대신 넣어서 조리하면 된다. 시판 소스보다 단맛은 덜할 수 있지만 그래도 괜찮은 맛이 난다. 물을 굳이 많이 안 넣어도 될 만큼의 양이 나오기 때문에, 물은 홍합이 약간 잠길 정도까지만 첨가하도록 하자.

Point 버터를 쓰지 말라

버터는 대표적인 동물성 지방이다. 토마토 홍합 스튜에 넣으면 고급진 맛이 나는 것 같지만, 아쉽게도 건강과는 멀어지는 음식이 되고 만다. 대신 엑스트라 버진 올리브 오일을 넣어주자. 아보카도 오일을 시도해 봐도 색다른 풍미를 낼 수 있다.

렌틸콩은 슈퍼푸드로 꼽힐 정도로 각종 영양소가 풍부한 콩이다. 가격도 다른 슈퍼푸드에 비해 싼 편이라 만만하게 접근할 수 있다는 장점이 있다. 단점은 밥을 만들 때 그냥 넣어 먹기는 딱딱해서 불려 먹어야 한다는 점이며, 맛이 그저그렇다는 점이다. 하지만 스페인식 렌틸콩 수프라면 그런 걱정이 없다. 렌틸콩과 좀 더 친숙해질 수 있는 메뉴가 된다. 추워지는 날씨에 만들어 먹으면 특히 더 맛있다.

● 재료

렌틸콩 300g, 양파 240g, 당근 240g, 토마토 240g, 채소 우린 물(또는 표고버섯 우린 물) 또는 치킨육수(생략 가능), 강황가루(생략 가능) 1ts

● 조리법

올리브 오일에 양파, 당근, 토마토, 렌틸콩을 넣은 다음에 육수를 넣고 자작하게 끓여 마무리한다.

1. 렌틸콩을 2시간 정도 물에 불린다.
2. 양파, 당근, 토마토는 잘게 썬다.

3. 냄비에 올리브유를 두르고, 중불에서 양파를 먼저 볶다가, 당근, 소금을 넣은 다음 6~7분 정도 더 볶는다.

4. 토마토, 렌틸콩, 채소육수(또는 치킨스톡)을 넣고 잘 섞은 뒤 센 불로 끓인다(육수가 없다면 아쉽지만 물로 대체한다).

5. 끓기 시작하면 뚜껑을 닫고 불을 약하게 줄인다. 렌틸콩이 익을 때까지 약 20~30분 정도 끓인다.

6. 재료가 다 익으면 수프를 식힌 뒤 블렌더로 곱게 갈아도 좋고, 그 대로 먹어도 좋다.

7. 스페인에서는 하얀 빵에 묻혀 먹지만, 한국에선 밥과 함께 국처럼 먹으면 된다.

Point 주의할 점

이 수프 역시 걸쭉하게 만들고 맛을 높인답시고 버터를 넣는 짓은 하지 말자. 시중에 파는 치킨스톡 역시 첨가물이 많이 들어가므로, 표고버섯을 우려낸 육수를 만들거나 마른 표고버섯 가루를 물을 넣을 때 함께 투하해서 만들어 보자.

렌틸콩을 물에 불릴 때 흰 강낭콩을 같이 불려서 넣어 보자. 흰 강낭콩은 아직 잘 알려지진 않은 다이어트 식품이자 고단백 식품이다. 렌틸콩 수프와도 잘 어울린다.

지중해식 식단의 특징을 제대로 살려서 먹을 수 있다면 지중해식 메뉴와 꼭 똑같이 먹지 않아도 상관은 없다. 한국인의 입맛에 맞는 한식 밥상을 차리는 것도 가능하다.

수많은 식물성 기름 중에 올리브 오일만 건강에 좋은 것은 아니다. 올리브 오일이 효능이 좋은 것은 오메가 9 등 단일불포화지방산이 많기 때문이다. 그렇다고 단일불포화지방산만 건강에 좋은 것도 아니다. 다가불포화지방산도 그 효능이 속속들이 입증되고 있다.

그렇다면 식물성 기름만 건강에 좋을까? 이 역시 사실이 아니다. 오메가 3 등 불포화지방이 많이 들어 있는 생선기름도 건강에 좋다. 생선은 특히 단백질 급원이자, 미네랄의 급원이 되므로 어찌 보면 다양성 면에서는 생선을 빼놓을 수 없다. 불포화지방, 미네랄, 생선이나 어패류를 조합해 보면 한국인의 식탁에 올라오는 요리 중 얼마든지 지중해식 식단에 필적하는 요리를 찾아볼 수 있다.

이제 대표적인 한국식 지중해 요리 세 가지를 소개할 것이다.

올리브나 올리브 오일을 대체할 수 있는 대표적인 한국 식재료로 들깨와 들기름이 있다. 들기름을 이용한 요리 중 미네랄, 특히 요오드가 풍부한 미역과 비타민 D, 식이섬유가 풍부한 표고버섯을 넣은 표고버섯 들깨 미역국이 추천할 만하다.

● 재료

불린미역 2컵, 멸치육수 9컵, 들기름 1스푼, 건표고버섯 30g, 소금 약
간, 국간장 2스푼, 들깨가루 4스푼, 다진마늘 1/2스푼

● 조리법

1. 미역과 건표고버섯은 미리 물에 불려둔다.

2. 멸치, 마른 다시마, 표고 밑동을 넣어 진한 멸치 육수를 만든다.

3. 불린 미역을 한 입 크기로 썬 후 들깨가루와 국간장을 넣어 조물
   조물 버무린다.

4. 표고버섯도 꾹 짜서 물기를 빼준다.

5. 냄비에 들기름을 넣고 다진마늘과 함께 볶아준다.

6. 미역, 표고버섯을 넣고 볶아준다.

7. 멸치육수를 붓고 은근한 불에 끓여준다. 진한 맛을 느끼려면 오래
   끓여준다.

8. 소금으로 간을 맞춘다.

Point 생표고버섯보다 건표고버섯

생표고버섯보다 건표고버섯을 써야 하는 이유가 있다. 건표고버섯, 특히
햇볕에 말린 건표고버섯은 비타민 D2의 함량이 드라마틱하게 높아진다.
자외선이 비타민 D2 전구 단계에 있는 성분을 D2로 바꿔주기 때문이다.

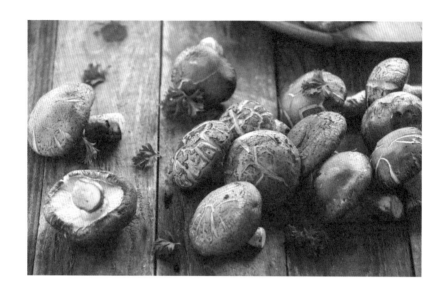

안타깝게도 시중에 파는 표고버섯은 열풍 건조방식을 사용해서 말린 것들이 많다. 확실한 효과를 거두려면 집에서 햇볕에 말려야 한다.

Point 들기름의 보관법

들기름은 개봉 후 산패가 빨리 진행되므로 필요한 만큼만 사고, 개봉 후 한 달 내에 사용하는 것이 좋다. 조리 시에 볶음 용도로 쓸 때는 오래 볶으면 타버리기 때문에 주의한다.

오메가 3가 많기로 유명한 연어에 필적하는 생선이 있는데, 바로 '멸치'다. 비록 덩치는 상대가 안 되지만, 오메가 3의 함량은 연어에 필적하거나 특정 연어보다 오히려 많다. 여기에 불포화시방산과 미네랄이 많은 견과류 중 한국을 대표하는 호두를 올리브 오일이나 식용유(또는 카놀라유)에 볶으면 한국식 지중해식 메뉴 하나가 탄생한다.

● 재료

호두 400g, 멸치(볶음용 작은 멸치) 400g, 올리브 오일(버진 이하급), 간장, 물엿 또는 올리고당 3Ts, 참깨

● 조리법

1. 호두를 끓는 물에 살짝 데친 후 체에 받쳐 물기를 제거한다.

2. 후라이팬에 올리브유를 두르고 멸치를 약불 내지 중불에 볶는다.

3. 멸치가 노르스름해지면 호두를 넣고 볶는다.

4. 5분 정도 볶았으면 간장 2스푼, 물 100ml, 소주 2스푼, 올리고당 2~4스푼(기호에 맞게)을 넣고 약불 내지 중불에 볶는다.

5. 참기름 한 스푼과 통깨를 뿌려서 마무리한다.

Point 주의 사항

3번 단계에서 얼마나 볶을 것인지, 올리고당과 간장을 얼마나 넣을 것인지가 호두 멸치 볶음의 맛을 결정한다. 개인적으로 바삭한 맛을 좋아해서 3번을 좀 오래 하는 편이다. 지나치게 볶으면 타버리므로 주의한다.

또 올리브 오일은 가장 많이 팔리는 엑스트라 버진급을 사용하면 절대 안 된다. 발연점이 낮아서 마치 참기름으로 멸치를 볶는 격이 되고 만다. 발연점이 높으면서 가격은 더 싼 버진 이하의 올리브 오일을 사용하거나, 식용유나 카놀라유를 사용해 보자.

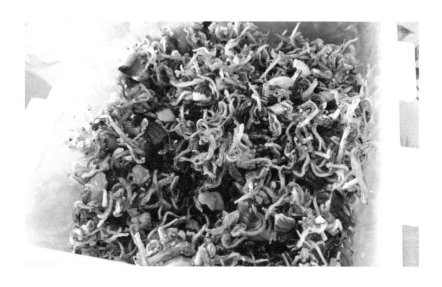

밖에서 밥을 사먹다 보면 아무래도 흰쌀밥을 많이 먹게 된다. 흰쌀밥은 전기밥솥으로 밥을 지으면 시간도 적게 걸리고 가격도 싸지만, 영양학적으로 잡곡밥에 비해 수준이 떨어지는 게 사실이다. 저탄수화물 섭취를 위해서는 흰쌀밥에서 잡곡밥으로의 주식 변화가 필요하다. 집에서 밥을 먹을 때는 잡곡밥으로, 되도록이면 여러 가지를 섞어 먹도록 하자. 잡곡밥의 대표 격인 오곡밥 레시피를 소개한다.

● 재료

찹쌀 1½컵, 서리태 1/4컵, 좁쌀 1/4컵, 삶은 팥 1/3컵, 수수 1/4컵, 물 1½컵

● 조리법

1. 팥을 씻어서 물에 서너 시간 이상 불린다.

2. 팥과 다른 잡곡을 전기 압력밥솥에 넣는다.

3. 물을 붓는다.

4. '잡곡' 모드로 밥솥을 돌린다.

팥을 불린 후 삶은 다음 전기밥솥에 넣을 수도 있지만, 최근에 나온 전기밥솥은 성능이 좋아 꼭 그렇게 하지 않아도 된다. 기호에 따라서 소금을 조금 뿌려서 먹어도 맛있다. 잡곡은 기호에 따라 조금씩 다르게 넣을 수 있다. 이렇게 먹으면 흰쌀밥에 모자란 단백질, 무기질, 비타민, 식이섬유를 보충할 수 있으며 다이어트용 식품으로도 손색이 없다. 탄수화물을 적게 섭취하게 되며 식이섬유 함량이 높아져 포만감이 더 빨리 온다.

흰쌀밥 대신 잡곡밥을 하면 물의 양이 달라질 수 있다. 조절이 어려울 수 있고 밥솥에 따라서도 달라지므로 경험적으로 알아야 한다.

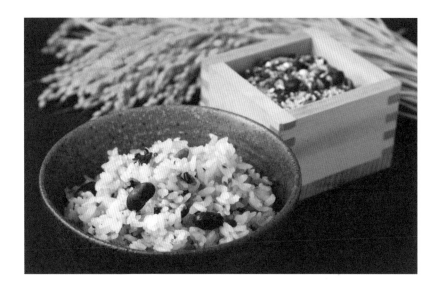

4장

생동력을 높이는 미량의 필수 영양소

부족한 영양이
질병을 일으킨다

지금까지 다룬 당뇨, 고혈압, 고지혈증, 근감소증 등의 질환은 만성적으로 되기 쉬운 데다가 그대로 놔두면 삶의 질을 저하시키고 때때로 치명적으로 변할 수 있는 것들이다. 이런 질환들의 특징은 지금 당장 죽을 정도는 아닌데 눈에 띄게 고칠 수 있는 치료법도 딱히 없기 때문에, 그러려니 하고 넘기다가 갑자기 급속도로 몸 상태가 나빠질 수 있다는 것이다. 따라서 예방이 그 무엇보다 중요하며, 평소의 식생활과 영양 상태가 중요하다.

비타민, 미네랄, 불포화지방산 등은 몸에 필요한 양은 미량일지라도 부족해지면 질병으로 이어지는 필수 영양소들이다. 우리나라는 밥이 주식인 탓에 이 영양소들이 소홀해지기 쉬운데, 탄수화물을 알게 모르게 과잉섭취하는 현대인들에게는 더더욱 부족해지기 쉽다.

유행중인 건강법의 실체, 바로 알기

40, 50대를 지나면서 조금씩 컨디션에 이상이 생기기 시작하면 사람들은 그제서야 건강에 관심을 갖기도 한다. 60대를 지나면서 지병이 생기는 사람들도 늘어나고 그러다 보면 TV 건강예능 프로그램에서 뭔가 좋다는 식재료가 나오면 무작정 따라해 보는 경우도 많이 있다. 그중에서 최근에 주변에서 문의를 많이 받았던 몇 가지를 여기서 함께 살펴보려고 한다.

몇 년 전부터 백수오 추출물로 만든 건강기능식품이 여성 갱년기와 폐경기 증상에 효과가 있다는 광고가 히트를 치면서 백수오를 추출물이나 가루, 환으로 복용하는 사람이 크게 늘면서 문제가 된 적이 있다. 모 방송사 취재에서는 약초학에서도 백수오를 다른 약재들과 함께 달여서 물로 추출해서 안전하게 복용하는 것이 좋다는 의견을 제시했다. 정확한 진단 없이 장기간 복용하면 오히려 간과 신장에 독성을 유발한다는 것이다. 핵심은 선조들도 백수오를 약으로 복용했지 문제가 된 것처럼 식품으로 복용하지 않았다는 점이다. 적정 용량을 필요한 만큼만 정해진 기간 내에 먹어야지 1년, 2년을 상복하면 안 된다는 것이다. 식약처는 체중 감소, 심장 독성, 이상행동 등의 부작용을 관찰한 쥐 실험 안전성 평가를 실시하기도 했다.

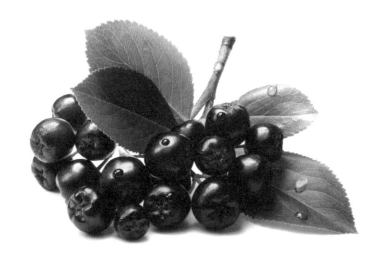

또 한동안은 아로니아가 갱년기 장애에 좋다며 유행하기도 했는데, 직접적으로 아로니아와 갱년기에 대해 연구한 무작위 대조연구를 찾지 못했다. 아로니아는 항산화물질이 많은 건 사실이며, 이러한 영양학적 장점으로 갱년기 치료에 도움이 될 거라는 추론은 가능하다. 여성 갱년기 치료에는 승마나 이소플라본 등 식물성 에스트로겐에 대한 연구가 잘 되어 있는 편이다.

'꿈의 열매'라고 해서 외국 뽕나무에서 온 노니가 이슈가 된 적도 있다. 이때도 문의를 많이 받아서 미국 쪽 사이트에서 검색을 해보았다. 미국 사회에서도 한때 검색량이 확 늘었다가 갑자기 줄어들었는데, 이런 대목이 있다면 의심이 갈 수밖에 없다. 개인적인 추정이긴 한데, 만병통치약처럼 팔았다가 미국에서 규제를 받으니까 한국으로 넘어와서 파는 게 아닌가 하는 의심도 든다.

미국 농무부 사이트(http://ndb.nal.usda.gov/ndb/)에 들어가 보면 어떤 음식에 어떤 성분들이 많이 들어가 있는지 검색해 볼 수 있다. 홍보된 내용으로는 많이 들어 있다고 하는 성분들이 있는데, 검색해 보면 그다지 양이 많지 않다. 100g 또는 한 그릇(1dish) 기준으로 영양소(nutrient)가 나와 있는데, 이곳에 1~50위 수준에서 리스트에 올라 있지 않으면 의심이 간다.

이후 노니를 과다섭취할 경우 간과 신장에 무리가 갈 수 있다는 이야기도 함께 나오고 있다. 칼륨 함유량이 높아 신장이 약한 사람에게는 크게 무리가 갈 수 있다는 것이다. 냄새나 맛도 매력적이지 않아 먹기가 너무 힘들다는 단점도 있다.

한편 브라질너트 또한 항산화 성분과 항암 성분이 많다고 해서 유행했는데, 셀레늄이 너무 많이 들어가 있어서 적정 용량을 넘기면 위험하다. 우리나라는 보건복지부에서 『2015 한국인 영양섭취 기준』이라는 가이드라인을 제시하고 있으니까 그 수치를 참고하면 된다. 브라질너트는 하루 2알을 넘겨서 먹으면 적정 수치를 넘겨 몸에 쌓이게 된다.

셀레늄은 항암 효과가 있다고 해서 유행하고 있는데, 암환자가 셀레늄 주사를 맞는 것은 치료적인 측면에서 그럴 수 있지만 일반인이 예방 차원에서 셀레늄을 많이 먹는 것은 몸에 쌓여서 위험해질 수 있다. 성인의 셀레늄 하루 권장 섭취량은 55mcg이며, 최대 400mcg를 넘기면 안

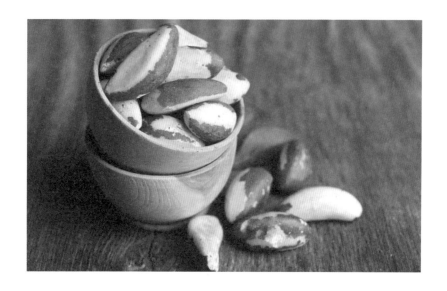

된다. 셀레늄 관련 논문을 찾아보면 일정 수치까지는 암 위험을 낮추다가 일정 수치를 넘어서면 암 위험을 오히려 높인다. 정확하게 효과가 있는 범위 안에서 섭취해야 하기 때문에 전문의의 도움을 받는 것이 안전하다.

스트레스도 영양으로 관리한다

우리 병원에서는 내과 치료와 비만 치료도 하지만, 스트레스 관리와 피로 해소를 영양요법으로 시행하기도 한다. 여자는 흔히 수다로 스트레스를 푼다고 하는데, 대체로 남자는 그렇게 잘 안 하기 때문에 병원에서 진료 시간에 그걸 해줄 수 있지 않을까 생각한다. 이야기를 들어주고 스트레스의 원인이 해결할 수 있는 것인지 해결할 수 없는 것인지 같이 생각해 주는 것이다. 환자가 스트레스를 견딜 수 있는 능력이 있는지 체크하는 것도 중요하다. 스트레스 관리 능력을 올려주는 치료를 영양요법으로 병행할 수 있기 때문이다.

병원을 개원할 당시 준비하면서 매일 새벽 2시에 퇴근하고 아침에 어김없이 출근하는 생활을 일주일 이상 한 적이 있다. 그때 그나마 버틸 수 있었던 것은 짧은 시간이라도 잠을 푹 잘 수 있도록 본인에게 영양요법을 해주었기 때문이었다고 생각한다.

스트레스는 피로의 원인이 될 수 있다. 활동량과 상관없이 피로한 경우도 있는데, 그런 만성피로는 병적인 피로이기 때문에 반드시 치료를 받아야 한다. 그런데도 보통은 피로해도 그냥 피로한 채로 살아간다. 딱히 방법이 없다고 생각하기 때문이다. 당연히 삶의 질은 떨어질 수밖에 없다. 그런 분들을 많이 목격하다 보면 의사로서 안타까운 마음이 많이 든다. 삶의 질이란 건강하고 행복하게 사는 것일 텐데 피로나 통증으로 버티는 삶이라면 오래 살아도 의미가 없는 것이 아닐까.

변비, 설사, 아토피, 고지혈증에 프로바이오틱스

프로바이오틱스란 체내에 들어가서 건강에 좋은 효과를 주는 살아 있는 균을 말한다. 주로 락토바실러스, 비피도박테리움 등의 유산균을 가리킨다. 우리 몸속 장엔 100조 마리 정도의 세균들이 서식하고 있다. 그야말로 소우주다. 이 세균들 중에는 해로운 균도 있고 몸에 좋은 유익균도 있다. 그중에 안 좋은 세균수가 많아지면 설사가 잦고 변비가 오는 등 이른바 장 건강이 나빠지게 된다. 이것을 개선해 주는 것이 프로바이오틱스다.

프로바이오틱스는 1900년대 초반 면역학자 메치니코프가 불가리아의 장수 근거로 제시하면서 본격적인 연구가 시작되었다. 유산균은 이름처럼 유산이나 초산을 만들어내는 미생물이다. 유산이나 초산은 유산균에게는 최적의 생존 조건을 만들어주지만, 다른 세균들의 생장을 억제하는 효과가 있다. 프로바이오틱스가 우리 몸에 이로운 이유는 실제 연구로는 조금 더 복잡하고 다양하지만, 쉽게 말하면 나쁜 세균들을 억제하는 효과로 장을 튼튼하게 한다고 이해할 수 있다. 최근 나오는 연구 결과들은 이미 장 건강을 넘어서, 감기, 고혈압, 알레르기질환, 질염, 심지어 정신과적질환에 이르기까지 광범위하며 상당한 성과들을 내고 있는 상황이다.

프로바이오틱스의 8가지 효능

1. 과민성 대장 증후군 증상을 완화시킨다: 등급 A++

과민성 대장 증후군(Irritable Bowel Syndrome)이란, 기질적인 원인 없이 배변 양상의 변화와 동반된 복통이나 복부 불편감을 특징으로 하는 기능성 위장관질환이다. 기질적 원인이 없으므로 대장내시경을 해봐도 원인이 발견되지 않는다. 전체 인구의 7~15%에서 나타나는 흔한 질환이다.

예를 들면, 스트레스가 증가하면 설사가 잦아지거나 변비가 찾아오고, 배변 전 복통과 불쾌감을 느끼지만 배변을 한 후에는 씻은 듯 증상들이 사라진다. 임상적으로는 이러한 증상들이 3개월 이상 지속되었을 때 과민성 대장 증후군이라고 진단한다.

프로바이오틱스를 복용하면 과민성 대장 증후군의 복부 불편감, 복통, 복부 팽만감이 개선된다. 특히 비피도박테리움 인판티스(Bifido bacterium infantis)라는 균이 효과가 있는 것으로 알려져 있다. 다른 균주의 프로바이오틱스라고 효과가 없으리란 법은 없다. 프로바이오틱스 관련 연구들이 다른 균주로도 비슷한 결과들이 나오는 경향이 있기 때문에 특정 프로바이오틱스가 더 효과적이라고 결론 내리기는 어렵다. 이보다는 복용량이 더 중요하다. 일반적으로 100억 CFU/일 이상의 용량이 좋다.

2. 감기 예방 효과가 있다: 예방 등급 A+

앞서도 다뤘지만, 프로바이오틱스는 감기, 독감 등의 급성 상부 호흡기 감염을 약 50% 예방하는 효과가 있다. 노인보다는 아이에 관한 연구가 더 많이 이루어져 있어, 아이에게 더 효과가 확실한 것으로 알려져 있다. 유산균 종류는 락토바실러스(Lactobacillus) 균주 또는 비피도박테리움(Bifidobacterium) 균주를 추천한다.

3. 감염성 설사를 치료한다: 치료 등급 A++

이 부분은 의사들마다 의견이 엇갈릴 수 있는 부분이다. 하지만 많은 소아과에서 급성 감염성 설사에서 프로바이오틱스를 처방하는 추세다. 프로바이오틱스는 급성 감염성 설사의 기간을 평균 1일 줄였다. 설사 빈도 역시 감소시켜 주며, 균의 종류는 크게 상관이 없다. 일반적으로 많이 사용하는 종을 추천한다.

4. 항생제 관련 설사를 예방한다: 예방 등급 A0

임상에서 흔히 쓰이는 항생제의 경우 가끔 부작용으로 설사가 오는 분들이 있다. 특히 아이들에게 '오구멘틴(Augmentin)'이라는 약을 복용시킬 때 잘 온다. 항생제가 장내 세균들 역시 죽여버리기 때문인데. 프로바이오틱스는 항생제 관련 설사를 예방하는 효과가 있다. 약 40~60%의 예방률을 보이며, 이 효과로 인정받아 이미 처방약으로도 나와 있다. 프로바이오틱스 2억~500억 마리까지는 비슷한 효과를 보이나, 1,000억 마리를 복용한 경우 예방 효과가 2배가량 더 증가한다.

5. 고지혈증의 개선에 도움을 준다: 등급 C-

프로바이오틱스는 고지혈증 수치 개선에 도움을 준다. 하지만 도움을 주는 정도는 미약한 편이다. 여러 연구 결과에 따르면 콜레스테롤(LDL)을 약 7.5 mg/dl 낮추는 효과가 있었으며, 총 콜레스테롤 역시 약하지만 낮추는 효과가 있다. 오래 복용할수록, 나이가 많은 사람일수록 더 효과가 좋다. 프로바이오틱스 종류에 따라 효과가 다르게 나오는 편이다. 비피도박테리움(Bifidobacterium) 보다는 락토바실러스 애시도필러스(Lactobacillus Acidophillus) 등의 락토바실러스 균종의 효과가 우세한 편이다.

6. 아토피 피부염 치료에 도움을 준다: 등급 성인 B++, 1~18세 B++

프로바이오틱스는 아토피 피부염 치료에 보조적으로 도움이 된다. 효과 면에서 스테로이드 치료에 비할 바는 아니지만, 대신 부작용이 거의 없고 평소에 계속 복용해서 효과를 유지할 수 있다는 점에서 매력적이다. 스테로이드는 단기적으로 사용하는 치료이기 때문에 비교하기 어렵고, 보습제의 경우 예방에는 효과가 확실하다. 프로바이오틱스와 비교해 보면 최소 보습제 수준 이상의 예방과 치료 효과를 보인다.

내 의견으로는 프로바이오틱스가 아토피 피부염에 도움이 되는, 제대로 증명된 최초이자 최고의 영양제다. 특히 성인, 알레르기 체질을 가지고 있는 사람에게 효과가 좋다. 한 메타분석에서 성인의 경우 약 40% 증상이 개선되었으며, 1~18세의 경우는 약 20% 증상을 개선시켰다[10]. 아토피 피부염 증상 지표로 SCOARD 점수가 있다. 높으면 높을수록 아토피 피부염 증상이 심하다는 지표이다. 이 점수를 프로바이오틱스를 복용하면 성인에게서 8.26점, 아이에서는 5.74점 감소시켰다. 아이의 경우, 12세 미만에서 아토피 피부염 예방 효과가 높다고 보고되었기 때문에 아토피 피부염 환자 또는 고위험군 아이에 해당할 때 1세 이상에서 지속 복용을 추천한다. 부모가 아토피 피부염을 앓았을 경우, 임신 중인

---

10 일반 스테로이드 제제는 세면 셀수록 효과는 강해진다. 따라서 효능을 비교하기가 어렵다. SCOARD 점수 30점에서 10점으로 내리는 것을 치료 목표로 한다고 가정한다면, 프로바이오틱스는 1~18세에서 스테로이드 치료의 약 35% 효과, 성인에서 약 50%의 효과를 보인다고 볼 수 있다.

산모가 프로바이오틱스를 복용했더니 아이에게 아토피 피부염이 발생할 확률이 줄었다는 보고들도 있다. 1세 이상 아이가 지속해서 복용하면 아토피 피부염 발병이 줄거나 증상 빈도나 심각도가 줄었다는 보고들이 많다. 단, 아토피 피부염이 심한 사람은 너무 기대는 하지 말자. 스테로이드 치료 효과에 비하면 급성에서의 효과는 현저히 떨어지기 때문이다. 기존 의학 치료에 보조적으로 쓰면 도움이 된다.

7. 궤양성 대장염의 치료에 도움을 준다: 등급 A+

궤양성 대장염(Ulcerative Colitis)이란, 대장에 염증이나 궤양이 생기는 질환으로 직장에서 시작해 점점 안쪽 대장으로 염증이나 궤양이 번져가는 질환이다. 만성적으로 서서히 진행되며, 설사, 혈변, 복통, 빈혈, 식욕 감퇴, 피로감 등의 증상이 동반된다. 대장까지 진행된 궤양성 대장염의 경우 완치할 수 있는 약이 아직까지 없는 실정이다[11].

이때 프로바이오틱스가 궤양성 대장염의 치료에 도움을 주며, 그 효과는 놀랍게도 궤양성 대장염의 주 치료제와 비슷하다. 'VSL#3'라는 특정 프로바이오틱스 균주는 궤양성 대장염의 악화에서도 치료 효과를 보였다. 반면, 궤양성 대장염과 함께 염증성 장 질환의 한 종류인 크론병(Crohn's Disease)에는 효과가 없는 것으로 나타났다. 프로바이오틱스의

---

11 5-ASA가 약 60%의 관해율을 보인다.

지속적인 복용은 장내 세균총을 바꿈으로써 결국에는 장의 염증을 줄이는 효과가 있는 것으로 보인다.

8. 불안, 우울증, 스트레스 해소에 도움을 준다: 등급 C++

근거 수준은 낮지만, 특정 정신질환이 없는 건강한 사람에게서 효과 크기는 0.34의 꽤 높은 수준의 효과를 보여준다. 프로바이오틱스가 정신 건강에도 좋다니, 황당하게 생각할 사람도 있을지 모르겠다. 'Gut-brain axis(장-뇌 연결 이론)'이 이를 뒷받침한다. 하지만 아직 이론이 명확하게 확립된 상황은 아니다. 프로바이오틱스의 효과는 사람마다 다양하게 나타나기 때문에 어떤 사람에게 더 유익할 것인지를 판단할 필요가 있다. 변비나 설사, 과민성 장 증후군 증상이 있는 분들에게 더 도움이 될 것이다.

프로바이오틱스 영양제와 함유 식품

치즈, 요구르트 등의 유제품은 프로바이오틱스 섭취에 좋은 식품들이다. 시중에 나온 요구르트 중 특히 프로바이오틱스가 강화된 제품들이 있다. 보통 이들 제품군에는 3억 CFU 이상의 프로바이오틱스가 들어간다. 하시만 내 의견으로는 하루 최소 10억 CFU 이상은 섭취해야 된다고 생각한다. 그리고 제대로 효과를 보려면 하루 100억 CFU 이상으로 복용해야 할 것이다. 최근 출시되는 제품들은 100억 CFU 이상으로 함유되는 유제품들도 존재한다.

　프로바이오틱스를 영양제로 섭취할 경우에는 두 가지를 고려해서 고르면 된다.

첫째, 균의 개수를 따진다.

프로바이오틱스는 균수가 108~1,010 CFU(1억~100억 CFU)로 주로 연구되어 왔다. 시중에 나온 영양제 역시 최소 10억 CFU는 들어 있어야 효과가 보장된다(단위가 CFU가 아니라 '마리'로 나와 있는 경우가 있다. 이 경우 몇 마리가 몇 CFU와 상당한지는 확실하지 않다. CFU로 표기된 식품이나 영양제를 추천한다). 시중 영양제 뒤편에 보면 프로바이오틱스 균종과 개수가 잘 나와 있다.

　한국에선 100억 CFU 이상의 표기는 특정 균주를 빼고는 법으로 금지되어 있기 때문에, 100억 CFU로 표기된 제품이라면 더 많이 포함되어 있을 수도 있으니 유의해야 한다. 300억 이상의 CFU가 들어 있는 고용량 영양제도 있는데, 물론 많이 먹는다면 효과도 더 빠르고 좋을 수 있겠으나, 프로바이오틱스를 너무 많이 먹으면 속이 더부룩하거나 설사가 나는 등의 부작용 역시 있을 수 있다. 고용량 프로바이오틱스는 하루에 한 알 먹어보고 부작용이 의심되면 이틀에 한 알로 감량하는 것이 현명하다.

　그래도 1,000억 CFU(마리) 이상의 섭취는 권장되지 않는데, 그 이상의 섭취는 효과가 입증되지 않았기 때문이다. 일반인은 크게 상관이 없지만 만성 질 환자, 특히 염증성 장질환 환자나 면역력 저하자의 경우는 균혈증이 보고된 적이 있어서 주의가 필요하다. 냉장 보관이 권장되며, 간혹 보관 상태가 불량한 경우 효과가 떨어지거나, 오히려 안 좋은 세균이 더 번식된 유산균제를 섭취할 수도 있다.

둘째, 균의 종류를 따진다.

프로바이오틱스는 여러 가지 종류가 있는데, 그중 가장 연구가 잘 되어 있고 효능이 좋다고 알려진 균들이 들어간 영양제가 좋다. 또, 한 종류만 있는 것보다 여러 종류의 균이 섞여 있는 것을 고르는 것이 좋다. 예를 들면, 락토바실러스 람노서스(lactobacillus rhamnosus) GG만 들어 있는 것보다는, 락토바실러스 종과 비피도박테리움 등 여러 종이 섞여 있는 영양제를 고르는 것이 좋다.

프로바이오틱스는 실제로는 부작용이 거의 없고 안전한 성분이다. 그럼에도 간혹 변비가 없던 사람이 변비 증상을 호소하는 경우가 있으며, 복부에 가스가 차는 증상을 호소하는 경우가 있다. 그래도 지속해서 복용하면 사라지는 편이며, 끊으면 원래대로 돌아온다. 패혈증 보고가 있었으니, 건강한 정상인의 경우가 아니었기 때문에 의미가 없다. 그러나 면역저하자의 복용은 조심하는 것이 좋다.

뼈 기능 강화에 비타민 D

비타민 D는 한국인의 70~80%가 결핍 상태라 알려져 있는 국민 결핍 비타민이다. 비타민 D는 지용성 비타민의 한 종류로, 뼈를 튼튼하게 하는 비타민으로 알려져 있다. 다른 비타민과는 달리 비타민 D는 햇빛을 쐬면 체내에서도 합성이 가능한 물질이다. 그러면 굳이 먹을 필요가 없겠네, 라고 생각하겠지만 안타깝게도 한국처럼 상대적으로 위도가 높은 곳에서는 가을, 겨울에는 햇빛을 쐬도 비타민 D 결핍이 일어나기 쉽다. 그리고 개인차가 있어서, 햇빛을 많이 쐬도 비타민 D 합성이 잘 일어나지 않는 분들이 있다(햇빛이 많은 인도에서도 비타민 D 결핍이 심한 사람들이 많다고 한다).

문헌상으로는 비타민 D가 부족하면 뼈가 약해져 구루병이나 골연

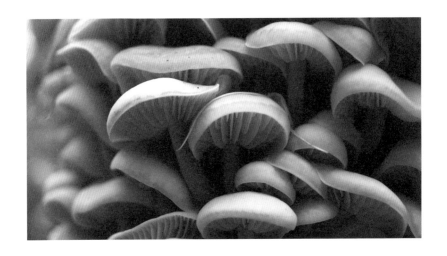

화중 등이 나타날 수 있다고 되어 있다. 현대인이 이 지경까지 가는 경우는 별로 없지만, 비타민 D 결핍이 불안 증상이나 호흡기 면역력 약화로 나타나는 경우가 많다. 비특이적인 증상이기 때문에 증상만으로는 결핍을 의심하기 힘들지만, 앞서도 언급했듯이 우리가 한반도에 살고 있는 것만으로도 비타민 D 결핍을 강하게 의심할 수 있다. 뼈와 관련된 기능 이외에도 비타민 D가 면역계 강화, 항암 효과 등 다른 기능도 가지고 있다는 연구들이 활발히 진행되고 있는 중이다.

버섯은 비타민 D의 보고

비타민 D가 들어 있는 식품으로는 달걀, 생선, 버터, 간, 우유, 버섯 등이 있지만, 비타민 D는 기본적으로 음식 섭취가 제한적이다. 동물성 식품 중에는 어류에 비타민 D가 많다. 닭고기, 달걀에도 많다고 하나 어류에 비하면 그 함량이 너무 적어 음식으로 하루 권장 비타민 D를 섭취하기에는 턱없이 부족하다. 하루 800IU의 비타민 D를 섭취하려면 계란 약 400개를 먹어야 하며, 우유 200ml 8통을 먹어야 한다. 한국인은 비타민 D 결핍인 경우가 많고, 생선 외에는 음식 섭취로는 필요량을 먹기가 힘드니 영양제의 도움을 받는 것이 좋다. 해외에는 우유 등의 유제품, 씨리얼 등을 비타민 D 강화 식품으로 개발한 것들이 잘 구비되어 있지만, 아직 한국에선 이런 시도들이 드물어서 안타깝다(최근 비타민 D 강화 우유가 나왔는데 환영할 일이다).

음식으로 비타민 D를 섭취할 때는 버섯을 추천한다. 버섯은 국에도 넣고, 볶음에도 넣고, 제사상에 전으로도 올리고, 잡채에도 들어가는 식재료로 예로부터 한국인과 함께 한 친근한 음식이다. 이 버섯에 비타민 D가 아주 많이 들어 있다. 비타민 D 부족이 흔한 우리나라 사람들에게는 참으로 고마운 식재료다.

비타민 D를 식품으로 섭취할 때, 크게 식물성 비타민 D인 D2와 동물성 비타민 D인 D3로 나누어서 이야기한다. 버섯에 많은 비타민 D는 D2다. D3는 어류, 조개류에 많이 들어 있다. 생물학적 활성도는 D3가 높아서 영양제로는 D3가 선호된다. 주사 영양제도 D3로 만들지만 장기 복용하면 D2와 D3 효과가 크게 차이가 없다는 보고들도 있다. 비타민 D의 경우에는 조금 활성도가 떨어지더라도 더 많이 먹으면 그만이다.

[도표 4-1] 생선과 버섯의 100g당 비타민 D 함유량

버섯 종류	비타민 D2 함량(IU)
잎새버섯	1,124
목이버섯	480
팽이버섯	41
느타리버섯	28
표고버섯	16
양송이버섯	8
생선 종류	비타민 D3 함량(IU)
광어	1,096
장어	943
고등어	644

출처: USDA.org

버섯은 종류마다 비타민 D 함유량이 천양지차이기 때문에 알아두는 것이 좋다.

목이버섯과 잎새버섯이 D2 함유량이 높은 편이다. 탕수육에 들어가는 넓적한 버섯이 목이버섯인데, 유럽에서는 생김새가 사람의 귀를 닮았다 하여 '예수의 귀(jew's ear)'라는 이름으로 불리기도 한다. 우리나라에

서도 '나무의 귀'라는 뜻의 목이버섯으로 부르고 있다.

잎새버섯이라는 이름은 '춤추는 버섯'이라는 뜻이며, 서양에서는 닭 벼슬과 비슷하다 해서 '나무암탉'이라는 의미에서 'hen of woods' 또는 양의 머리(sheep's head)라 불린다. 100g만 먹어도 영양제 한 알 뺨치는 비타민 D 함유량을 자랑한다. 우연인지 몰라도 두 버섯 모두 표면적이 굉장히 넓다. 아마도 버섯이 자외선을 받아 버섯 내 비활성화되어 있는 비타민 D 형태가 보다 더 활성화된 형태인 D2로 바뀌기 쉬운 것임을 알 수 있다. 둘 다 가격이 만만치 않은 게 단점이다.

반면 표고버섯을 자연광이나 자외선에 말려도 D2 함량을 극적으로 높일 수 있다. 자외선에 말릴 경우 말리는 형태나 기간에 따라 달라지지만, 10~40배 이상 D2 함량을 높일 수 있어 말려 먹는 것이 추천된다. 시중에 파는 건표고버섯은 열풍건조 방식이 많은데, 그런 방식으로는 D2 함량이 높아지는 효과가 없으니 주의해야 한다.

비타민 D의 6가지 효능

1. 노인의 생존율을 증가시킨다: 등급 A-

한국 노인이라면 비타민 D 결핍 가능성은 더더욱 높다. 한 권위 있는 연구에서 70세 이상의 노인 약 9만5천 명을 대상으로 분석한 결과, 약 4.4년 동안 비타민 D3를 복용한 그룹은 사망률이 0.2% 낮아졌다. 특히 암으로 인한 사망률은 12% 낮추는 효과가 있었다. 어떤 연유로 사망률이 낮아졌을까? 그에 대한 답변을 하려면 아직은 기다려야 할 것 같다.

비타민 종류로는 비타민 D3가 가장 추천된다. 비타민 D3를 복용한 그룹의 사망률은 0.4% 낮아졌다. 위 연구에 의하면 비타민 D2 등 다른 종류의 비타민 D는 사망률을 낮추는 효과가 없었다고 한다. 반론도 심상치 않은데, 비타민 D2가 D3보다 생리적인 활성도가 낮지만 그만큼 더 먹으면 그만이라는 얘기도 있다.

2. 노인의 낙상을 예방한다: 등급 A0

하루에 700~1,000IU 비타민 D를 복용한 노인은 그렇지 않은 그룹에 비해 낙상이 19% 줄어들었다. 비타민 D는 칼슘이 근육으로 들어가기 쉽게 하는 작용을 해서, 근육 강화에 도움을 주는 역할을 하기 때문으로 생각된다.

3. 노인의 골절을 예방한다: 등급 A++

65 세 이상 노인에서 하루 800IU 이상의 비타민 D는 골절을 예방한다. 이는 뼈 강도가 더 강해져서라기보다는 낙상의 위험이 줄어들기 때문인 것으로 보인다. 약 3만1천 명을 토대로 분석한 결과 비타민 D 섭취 그룹은 그렇지 않은 그룹에 비해 엉덩이 뼈 골절이 30%, 비척추성 골절이 14% 줄어들었다.

4. 혈압을 낮추는 효과가 있다: 등급 C++(70세 이상 비타민 D 결핍
   여성)

효과는 미약하지만 비타민 D가 부족한 그룹에서 혈압약과 함께 보조적
으로 쓰는 비타민 D 영양제는 충분히 가치가 있다.

　　흑인들을 대상으로 한 연구에서(흑인은 피부색 때문에 자외선 흡수
량이 적어 비타민 D가 모자랄 확률이 높다) 하루 1,000IU의 비타민 D
복용 그룹은 그렇지 않은 그룹에 비해 수축기 혈압이 0.66mmHg 줄어
들었으며, 하루 2,000IU 복용 그룹은 수축기 혈압이 3.44mmHg 줄어들
었다. 다른 연구에 의하면 비타민 D2, D3 등의 불활성화 비타민 D를 섭
취한 그룹은 그렇지 않은 그룹에 비해 수축기 혈압이 6.2mmHg 줄어들
었다.

5. 감기 예방에 좋다: 등급 B++

5,660명을 대상으로 한 연구 결과 비타민 D를 평소에 꾸준히 섭취한 분
들은 36%나 감기 예방 효과를 보았다. 특히 한 달 이상의 기간을 두고
비타민 D를 섭취한 그룹보다 매일 섭취한 그룹에서 49% 감기가 걸릴 위
험이 줄어 더 효과적이었다. 하지만 이 연구에서는 하루 평균 1,600IU의
고농도 비타민 D를 섭취한 결과라는 것을 유념해야 한다. 더불어 혈중
비타민 D 농도에 상관없이, 나이와 상관없이 비타민 D는 감기 예방 효과
를 보았다는 것을 주목할 만하다. 남녀노소 감기 예방에 효과가 좋다는

말이다. 비타민 D는 헬퍼 T 세포의 종류의 밸런스에 영향을 주는 등 면역계에 깊이 관여하는 물질이다. 현존하는 감기 등의 급성 상기도 감염 예방에 대한 효과로는 가장 좋은 축에 든다.

6. 아이 독감 예방에 좋다: 등급 A++

12~1월에 특히 잘 걸리는 독감은 감기와는 달리 원인이 인플루엔자 바이러스로 명확하며, 고열 증상이 있는 등 환자들은 감기보다 심각한 증상을 겪는 질환이다. 비타민 D는 특히 인플루엔자 A 바이러스 상기도 감염을 예방하는 데 도움이 된다. 한 연구에서, 330여 명의 일본 아이들을 대상으로 실험한 결과 비타민 D3 복용군은 그렇지 않은 군보다 42% 독감 발병 위험이 줄었다. 가을, 겨울에 맞는 인플루엔자 접종의 최근 예방률은 40~50%까지 떨어진 것과 비교하면 효과가 비슷한 수준이라 말할 수 있다. 예방접종도 맞고, 비타민 D도 복용하면 예방에 더더욱 도움이 될 수 있다. 독감 예방의 효과는 최소 2~4주는 복용해야 나온다는 것을 명심하자.

비타민 D 영양제 고르는 법

비디민 D의 복용은 복용방법, 비타민 D의 종류, 복용량을 결정하고 시행해야 한다.

비타민 D 영양요법은 크게 주사로 맞는 방법과 영양제로 먹는 법이 있다. 3개월~1년에 한 번 맞으면 되는 비타민 D 주사는 편의성에서 앞서지만, 영양제를 먹는 쪽으로 연구가 더 잘 되어 있어서 이를 추천한다. 하지만 바빠서 영양제를 잘 챙겨먹지 못한다면 주사제도 도움이 된다.

먹는 비타민 D는 일반적으로 비타민 D2와 D3가 있는데, 비타민 D3가 흡수도 잘 되고 같은 양이면 효과도 더 좋다. 따라서 D3가 들어 있는 영양제를 선택하는 것이 좋다. 하지만 반대로 생각하면 D2를 많이 복용하면 될 일이다. D2와 D3의 효능은 차이 없다는 게 일반적인 견해지만, D3가 노인에서는 사망률 감소에 도움이 되었다는 연구가 있다.

복용량은 초반엔 하루 1,000~2,000IU로 많이 섭취해서 빠르게 비타민 D 부족을 해결한다. 2~3개월 후에는 하루 800~1,000IU 섭취가 좋다. 이 수치들은 대략적인 것으로, 만약 본인이 산 영양제가 1,000IU짜리라면 하루 두 알을 석 달 동안 먹고, 그 이후는 하루 한 번으로 줄이면 된다. 피검사로 비타민 혈중 농도를 체크해서 결정하면 더욱 확실하며, 의사 선생님과 상담하에 진행할 수 있으므로 선호도에 따라 결정하면 된다.

비타민 D 섭취 시 공복은 피해야 하는데, 지용성 비타민이라 흡수하는 데에 지방을 분해하는 소화효소가 필요하다. 만약 공복에 먹으면 소화효소가 충분치 않아 흡수율이 절반 정도로 떨어진다. 한국의 경우 특히 일조량이 떨어지는 가을, 겨울철에 비타민 D를 섭취하고 있어야 좋다. 이것은 감기나 독감 예방 효과를 위해서도 중요하다.

시중에 파는 멀티비타민제제에는 비타민 D가 400IU 정도만 들어 있는 경우도 많아서, 800~1,000IU 이상 들어 있는 멀티비타민제제를 골라야 한다. 아니면 비타민 D 단독제제를 사서 복용량을 맞춰서 드실 것을 추천한다.

1일 2,000~5,000IU까지는 2~3개월 단기 복용은 큰 문제가 없으며, 몸에 축적되기 때문에 6개월 이상 장기 복용을 할 때에는 1일 800~1,000IU로 낮춰서 복용해야 한다(보건복지부가 권장하는 비타민 D 상한 섭취량은 100μg 또는 4,000IU다). 비타민 D는 위장관계 부작용도 거의 없는 편이다. 지용성 비타민의 특성상 소화효소가 나왔을 때 흡수율이 좋기 때문에 식후 복용을 권장한다.

비타민 D의 부작용은 드문 편이다. 정상인이 추천되는 복용량만큼 복용한다면 큰 무리가 없으나, 고칼슘혈증이 있는 분들에서는 혈중 칼슘 농도를 더 높이므로 주의해야 한다.

위험하지만 우리 몸에 꼭 필요한
나트륨

나트륨은 몸에 꼭 필요한 성분이지만, 현대인에게는 고혈압을 일으키고 뇌졸중 위험을 증가시키는 위험인자로 지목되는 미네랄이기도 하다. 하지만 마냥 적게 먹는다고 좋은 것이 아니라 나트륨의 섭취는 적당해야 한다. 나트륨의 섭취가 지나치게 적으면 경한 경우에는 몸에 기운과 활력이 없고, 심한 경우 저나트륨 혈증이 오면서 혈압유지가 안 되고, 의식 저하 등의 심한 증상이 생긴다.

한국인의 주요 나트륨 급원 식품을 보면 가장 우선해야 할 것은 소금 자체의 섭취를 줄이는 것이다. 국물 맛을 내는 데 소금을 쓸 때, 조금 싱겁게 간을 하는 것이 중요하다. 또 간장, 된장, 고추장과 같이 소금이 많이 함유된 조미료 섭취를 줄이는 것도 마찬가지 맥락에서 중요하다.

순위에는 없으나 짬뽕, 찌개 등 나트륨이 높은 음식의 섭취도 줄이는 것이 좋다. 김치는 어떻게 해야 할까? 영양제 공부를 하다 보면 참 이런 게 조상의 지혜구나 싶은 순간이 있다. 나트륨은 칼륨과의 상대적 섭취 비율도 중요하다. 놀랍게도 김치는 나트륨과 칼륨의 비율이 적정 권장 비율인 4:1에 가깝다. 김치를 줄이기보다는 다른 나트륨 고함량 음식을 줄여야 한다는 말이다. 김치에는 유산균, 식이섬유도 많이 함유되어 있어 나트륨을 줄일 목적으로 멀리 하기에는 너무 아까운 음식이다.

싱겁게 식사하는 법

1. 소금 함량이 적은 양념을 사용한다

간장, 고추장, 된장, 화학 조미료 대신 마늘, 참깨, 고추냉이, 생강 등의 향신료와 식초, 레몬즙 등 신맛 나는 소스를 사용한다.

2. 국물은 적게 먹는다

특히 찌개를 먹을 때 해당되는 팁이다.

3. 짠 조림보다 담백한 구이를 먹는다

구울 때 소금을 너무 많이 뿌리지 않는다.

4. 짠 맛 외에 다른 종류의 맛을 선호한다

고소한 맛, 감칠 맛, 신 맛, 과일 향 등

5. 외식, 배달음식보다는 집에서 직접 요리하고 '소확행'을 누린다

외식을 하거나 배달음식을 자주 시켜 먹으면 짜게 먹을 수밖에 없다. 어느 정도 짜야 사람들이 맛있다고 생각하기 때문이다. 집에서 요리해서 먹어보자. 직접 소금을 넣어보면, 밖에서 먹는 맛을 느끼려면 얼마나 소금이 들어가는지 직접 체험도 해볼 수 있다.

[1일 나트륨 섭취량]

목표 섭취량

연령대 관련 없이 2,000mg/일

나트륨 섭취량은 소금 섭취량과는 다른 말이다. 나트륨과 염소가 일대일로 만나서 소금이 되며, 소금 5g에 나트륨 2g이 들어 있다. 2,000mg에 5/2를 곱하면 1일 목표 소금 섭취량은 5,000mg이 됨을 계산할 수 있다.

혈관을 이완시키는 마그네슘

우리 몸에는 비타민뿐 아니라 미네랄도 매우 중요한 역할을 한다. 특정 미네랄이 결핍될 경우 병적 증상이 나타나기도 한다. 미네랄 중 가장 유명한 것은 뼈를 튼튼하게 해준다고 알려져 있는 칼슘이다. 하지만 지금 소개하는 마그네슘 역시 칼슘 못지않게 매우 중요하다.

마그네슘이 부족하면 흔히 오는 신체 반응이 눈꺼풀 떨림이다. 그리고 피로를 쉽게 느끼고 짜증이 잘 나고 손발이 저리며 두통이 오는 경우도 많다. 여성의 경우 생리통이 더 심해질 수 있다. 그리고 마그네슘이 만성적으로 부족하면 뼈가 약해질 수 있다. 최근엔 마그네슘 부족과 당뇨병 등 만성질환과의 관계도 밝혀지고 있는 중이다.

마그네슘은 칼슘에 비해 상대적으로 많으냐 적으냐 하는 비율도 중요하다. 이는 체내에서 반대되는 역할을 하기 때문이다. 예를 들어 칼슘이 신경세포의 흥분작용을 촉진시키는 데 반해 마그네슘은 그것을 억제하는 작용을 한다. 혈관에서도 반대작용을 하는데, 쉽게 얘기하면 칼슘은 혈관 수축에 관여하고, 마그네슘은 혈관 이완에 관여한다.

마그네슘 결핍을 예방하는 음식

한국인의 경우 칼슘 결핍도 문제지만 임상적으로는 마그네슘 결핍이 더 흔하게 관찰된다. 이는 식습관과 관련이 많다. 마그네슘은 녹색채소에 많은데, 채소를 평소에 잘 먹지 않는다면 결핍이 흔하게 나타날 수 있다. 이것은 곡류로는 마그네슘 보충이 힘들기 때문이기도 하다. 잘 도정된 곡류의 경우 원래 가지고 있었던 마그네슘의 약 90% 이상이 날아가 버린다. 마그네슘은 클로로필이라는 엽록체를 구성하는 성분에 많이 들어 있는데, 이게 도정하면 많이 없어져 버리기 때문이다.

미국인의 경우 건강한 사람의 약 60~80%가 마그네슘 부족을 겪고 있다. 한국인의 경우 연구가 잘 되어 있지 않아 구체적인 수치를 제시할 수는 없지만, 서구화된 식습관을 감안한다면 마그네슘 부족한 사람들이 많아지고 있음을 짐작할 수 있다. 특히 술을 많이 마시는 분들이나 당뇨 환자는 오줌으로 마그네슘 배출이 활발하므로 대부분 마그네슘 부족을 겪고 있다. 서구된 식습관에서는 녹색채소를 잘 먹지 않는 사람들이 많으므로 마그네슘 섭취가 적어져서 마그네슘 부족을 겪고 있을 가능성이

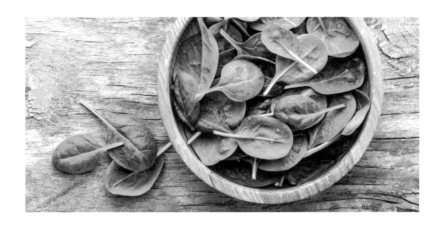

높다. 특히 눈꺼풀 떨림, 피로, 짜증, 손발 저림, 두통, 생리통 등 결핍 증상들이 왔다면 마그네슘 결핍을 의심해 봐야 한다.

시금치, 참깨, 호박씨, 아몬드 등의 견과류, 고등어, 콩류, 퀴노아, 밀, 현미에는 마그네슘이 많이 들어 있다. 견과류 중에는 브라질너트가 100g당 377mg이 들어 있다. 하루에 브라질너트 1~2개면 충분히 마그네슘을 섭취할 수 있는 수준이다. 한국인이 자주 먹는 참깨, 아몬드, 콩류에도 마그네슘이 많이 함유되어 있다. 곡류로는 아마란스, 퀴노아, 오트밀이 다른 곡물보다 높은 편이다. 곡류는 종류도 중요하지만 도정을 얼마나 하느냐도 중요한 포인트다. 쌀의 속겨 100g당 약 780mg의 마그네슘이 함유되어 있으므로 도정을 덜한 쌀로 섭취하면 마그네슘 섭취를 높일 수 있다.

마그네슘의 다양한 예방 효과

1. 뇌경색 예방 효과가 있다: 등급 A-

뇌졸중은 뇌혈관이 갑작스럽게 터지거나 막혀서 오는 병이다. 어떤 부위의 혈관에 이상이 생기느냐에 따라 증상이 다양하다. 뇌혈관이 막히는 경우를 뇌경색, 뇌혈관이 터지는 경우를 뇌출혈이라고 한다. 너무나 갑작스럽게 오기 때문에 이 병의 발병은 본인과 가족에게 굉장히 충격적이다. 예를 들면, 어제까지만 해도 멀쩡했던 다리가 갑자기 움직이지 않는 상황이 닥치는 것이다. 심하면 의식 불명에 빠지거나, 생명과 직결된 부분에서 혈관이 막히거나 터지면 즉사할 수도 있다. 마그네슘은 이 위험한 질환이 걸릴 확률을 낮춰준다.

241,378명을 대상으로 한 연구에서 마그네슘 섭취는 뇌경색 예방 효과가 있었다. 마그네슘 복용군은 하루에 242~471mg의 마그네슘을 섭취하였으며, 마그네슘을 하루에 100mg 증가시킬 때마다 뇌경색 발병 위험이 약 9% 줄었다. 반면 뇌출혈의 경우는 효과가 확실하지 않았다. 아마도 이러한 효과는 마그네슘이 혈관을 이완시키는 데 관여하기 때문일 것이다.

2. 혈압 낮추는 효과가 있다: 등급 A-

마그네슘은 혈관을 이완시키는 데 도움을 주는 역할을 한다. 혈관 직경이 커지면 혈압이 떨어질 것이다. 이런 연유에서 '마그네슘이 부족한 고혈압 환자에게 마그네슘을 주면 혈압이 떨어지지 않을까'라는 생각에서 착안해 마그네슘과 혈압에 대한 연구들이 진행되었다[12]

545명을 대상으로 한 권위 있는 연구에서 마그네슘을 섭취한 그룹은 이완기 혈압이 약 2.2mmHg 감소했다. 이는 기존 혈압약의 절반 이하의 수준이다(고혈압약 기본 용량의 경우 약 DBP 4-7mmHg 떨어뜨리는 것으로 알려져 있다). 이 연구는 8주 이상의 연구들을 모아 분석한 자료이다. 이와는 달리 3~24주 기간 동안 실시된 연구들을 모아 분석한 결과 마그네슘이 수축기 혈압 역시 3~4mmHg 정도 떨어뜨리는 것으로 나타났다. 혈압을 내리는 효과가 더 강하게 나타나면 좋았겠지만, 혈압을 내리는 이유는 뇌졸중 등 혈관에 이상이 와서 생기는 병을 예방하기 위해서이기 때문에, 혈압 효과보다 뇌졸중 예방 효과에 더 주목해야 한다.

3. 당뇨 예방에 도움이 된다: 예방 A+

한 연구에서 공복혈당장애 등 정상과 당뇨 사이에 있는 당뇨 위험군이 당뇨로 발전하는 것을 32% 예방해 주었다. 536,138명을 대상으로 한 다른 연구에서는 마그네슘을 하루 100mg씩 먹었더니 당뇨병 걸릴 위험이 14% 줄어들었다. 이 효과는 선형적으로 나타났는데, 예를 들어 100mg

---

12 혈악약 기본단위를 먹었을 때 DBP 약 6mmHg 정도 떨어지는데, 코크란에서 2.2니까 30% 정도의 효과가 있다.

의 두 배인 200mg 마그네슘을 매일 섭취하면 당뇨병 걸릴 위험 역시 두 배인 28% 줄어들었다.

마그네슘의 당뇨병 예방 효과는 특히 과체중, 비만인 사람의 경우 더 효과적인 것으로 나타났다. 이런 효과는 건강하지만 당뇨 위험군으로 생각되는 사람들에게 마그네슘을 섭취시켜 관찰한 경우에도 나타났다. 마그네슘이 인슐린을 만들어내는 세포에서 인슐린 분비를 지나치지 않게 해주는 역할을 한다고 한다.

4. 근막통, 우울증, 월경전증후군 등에 좋다

마그네슘은 섬유근막통이라는 병이나 우울증에도 효과가 있다는 보고들이 있다. 이와 함께 월경전증후군에서 두통에도 도움이 있다는 보고가 있다.

> **추천 복용량**
>
> 원소마그네슘 기준 하루 150~300mg

부작용을 피하는 마그네슘 복용법

그렇다면 어떤 종류의 마그네슘을 얼마 동안 얼마나 복용해야 할까.

먼저 마그네슘의 종류를 파악해 보자. 마그네슘은 다른 미네랄과 마찬가지로 타 물질과 조합해서 영양제를 만든다. 붙는 물질이 무엇이냐에 따라서 성분 이름이 조금씩 달라지는 식이다. 예를 들면 산화마그네슘, 구연산마그네슘 이런 식으로 이름이 붙는다. 그중 무엇이 가장 뛰어난지 가리기는 어렵다. 연구마다 조금씩 마그네슘 종류도 달라서 어느 하나를 추천하기가 마땅치 않다. 대신 꼭 하나를 빼라면, 산화마그네슘의 경우 흡수율이 다른 종류에 비해 높지 않은 편이라 피하는 것이 좋다. 추천할 것을 꼭 하나만 꼽으라면, 마그네슘 글리신 등 마그네슘과 아미노산의 결합물을 추천한다. 다른 종류보다 두 배 정도 흡수율이 높다고 알려져 있다.

마그네슘 영양제는 화합물로 만들기 때문에 마그네슘 함량은 마그네슘 원소 자체의 함량으로 따져야 한다. 이 부분을 놓치는 것이 바로 마그네슘 영양제를 먹으면서 효과를 못 보는 원인 중 하나로 지적되고 있다. 영양제를 살 때, 예를 들어 마그네슘 사이트레이트(구연산마그네슘) 300mg 영양제는 원소 마그네슘 함유량이 16%이므로(도표 4-2 참조) 실제로 원소 마그네슘 함유량은 48mg밖에 되지 않는다. 적정 복용량을 맞추려면 하루 한 알로는 안 되고, 하루 세 알은 먹어야 된다는 결론이 나온다.

마그네슘은 종류별로 함유된 원소 마그네슘의 함량이 제각기 달라 헷갈릴 수 있지만, 다행히도 종류마다 권장되는 양이 확립되어 있으니 참고할 수 있다. 도표 4-2처럼 추천 복용량에 맞춰 복용하면 되고, 적정 복용량인 원소 마그네슘 150~300mg 사이로 맞춰서 복용하는 것도 좋

마그네슘 종류	원소 마그네슘 함량	성인 하루 추천 복용량
산화마그네슘	61%	2T
수산화마그네슘	42%	5~15ml×3~4회
구연산마그네슘	16%	120~300ml
글루콘산마그네슘	5%	1~2T
염화마그네슘	12%	2T
젖산마그네슘	12%	2~4T

출처: 『Guerrera MP, 'therapeutic uses of magnesium', Amerian family physician, 2009』

다. 이 중 마그네슘 옥사이드(산화마그네슘)의 경우 영양제에 흔히 쓰이는 성분이지만, 흡수율이 약 4%로 타 성분의 10~30%보다 매우 낮으며, 변비 치료약으로 특화되어 있는 성분이기 때문에 부작용인 설사가 나타나기 더 쉽다. 따라서 마그네슘 복용 용도로는 피하는 것이 좋다.

식전에 먹느냐, 식후에 먹느냐도 가끔 사람에 따라 영향을 받는 경우가 있다. 마그네슘은 미네랄제제로서, 식전에 먹으면 구역질 증상이 나오는 사람들이 가끔 있다. 따라서 식후에 먹는 게 복용하기 편하다.

복용량은 일반적으로 하루에 마그네슘 최소 150~200mg 이상을 권한다. 마그네슘은 보통 먹는 만큼 효과를 본다. 그러나 하루 350mg 이상의 마그네슘을 섭취할 경우 부작용으로 설사가 오는 경우가 있다. 따라서 효과를 보려면 본인에 맞게 부작용이 나오지 않는 한에서 복용하는 것이 좋다.

추천 복용량대로 먹었을 때 마그네슘 부삭용이 나타나는 경우는 드물지만, 산화마그네슘처럼 흡수가 잘 안 되는 제제는 설사를 유발한다. 마그네슘의 가장 흔한 부작용은 위장관계 부작용으로 다른 미네랄처럼 식후에 복용하지 않고 공복에 복용하면 울렁거림이나 그외 설사, 구토, 속 불편감들이 나타날 수 있다. 부작용을 줄이려면 산화마그네슘이 아니라 구연산마그네슘 등 개량된 성분으로 복용하는 것이 좋다.

나른한 느낌을 호소하는 사람이 꽤 있는데, 그건 부작용이라기보다 기분을 안정화하고 근육을 이완하는 마그네슘의 효과로 보는 것이 더 타당할 것이다. 과량 복용할 때에는 졸림, 어지러움, 두통 등의 부작용이 올 수 있다. 신장질환자, 저나트륨 다이어트를 하는 경우, 급성 설사, 만성 설사 환자는 마그네슘 복용에 주의해야 한다. 만성 신질환 환자는 마그네슘의 혈중 농도가 높아져 위험해질 수 있어 의사와 상의 하에 진행해야 한다. 과량 섭취를 막기 위해 보건복지부가 『2015 한국인 영양섭취기준』에서 설정한 마그네슘의 상한 섭취량은 350mg(15세 이상의 경우)이다.

또 마그네슘 섭취의 목적에 따라 매일 복용할지, 간헐적으로 복용할지 정해야 한다. 월경전증후군 예방이 목적이라면 생리 시작 예정일

7~10일 전부터 생리 시작 후 일주일 정도 먹는 방법도 있다. 하지만 당뇨나 고혈압 관련 효과를 보려면 매일 먹는 것이 좋다. 어떤 분들은 생리 관련 두통이 오기 시작해야 먹는 분들도 있는데, 그렇게 해도 효과를 보는 경우가 있다. 표준 복용법을 알고, 본인에 맞게 시도해 봐야 한다.

당뇨 외에도 다양한 효능이 기대되는 아연

앞서 살펴본 대로 아연은 당뇨의 보조요법으로 쓰이는 미네랄이다. 아연이 많이 함유된 식품으로는 '굴'이 알려져 있다.

굴은 인류와 함께 한 지 참으로 오래 되었고, 양식 기록도 기원전 2,000년 전까지 거슬러 올라갈 정도다. 그만큼 친숙하고, 영양학적으로는 인류의 미네랄을 챙겨준 고마운 음식이다. 중세 서양에서는 정력 강화에 좋다고 알려져서, 카사노바가 즐겨먹었던 음식으로도 유명하다. 예부터 특별한 효과가 있다고 해서 먹었던 음식인 셈이다. 대체 어떤 성분이 들어 있길래, 굴이 남자한테 좋다고 하는 걸까? 도표 4-3의 영양성분표를 보자.

[도표 4-3] 굴의 영양성분표

영양소	단위	per 100g
물	g	82.06
에너지	kcal	81
단백질	g	9.45
총지질(fat)	g	2.3
탄수화물	g	4.95
미네랄		
칼슘	mg	8
철분	mg	5.11
마그네슘	mg	22
인(phosphorus)	mg	162
칼륨	mg	168
나트륨	mg	106
아연	mg	16.62
비타민		
비타민 C	mg	8
비타민 B1	mg	0.067
리보플라빈	mg	0.233
니아신	mg	2.01
비타민 B6	mg	0.05
엽산	mcg	10
비타민 B12	mcg	16
비타민 A	mcg, RAE	81
지질		
포화지방산	g	0.51
단일불포화지방산	g	0.358
다가불포화지방산	g	0.894
콜레스테롤	mg	50

도표의 영양성분표를 보면, 영양학적으로 미네랄 중에서는 아연, 비타민에서는 비타민 B12가 두드러진다. 철분, 마그네슘 등도 많은 편이다. 그렇지만 다른 음식들과 비교해서 우리가 굴을 선택해야 하는 이유는 아연과 비타민 B12라고 볼 수 있다. 특히 아연 함유량은 오히려 과해서 조심해야 할 정도다. 하루 추천 복용량은 20~25mg이며, 한국인 1일 상한 섭취량은 성인 기준 35mg인데, 굴을 100g 먹으면 이미 절반 수준이 채워진다.

그런데 서양인 기준 약 45% 사람들이 아연 부족인 상태로 살아간다고 한다. 이 점을 고려하면, 별미로 굴을 즐겨먹는 것이 건강에 도움이 될 것이다. 매일 굴을 먹는 것도 아니니 말이다. 아연의 효능은 곧 굴의 효능이다. 굴은 생으로 먹는 게 영양학적으로는 최고다. 조리법마다 그 정도는 다양하지만, 일단 조리하면 아연이 상당 부분 굴에서 빠져나가 버리기 때문이다.

아연은 당뇨병 외에도 다음과 같은 효과를 기대할 수 있다.

아연의 효과 ①
소아의 설사질환이 덜 걸린다

아프리카, 인도 등 아연 결핍이 예상되는 지역의 아동들, 아기들을 대상으로 이에 대해 연구 중이다. 지금까지의 결과로는 아연 결핍이 있는 아이들에게는 확실히 설사에 효과가 있는 것 같은데, 한국 아동에서 결핍이 얼마나 심할지는 미지수이기 때문에 동일한 효과를 기대하면 안 된다.

아연의 효과 ②
소아의 상기도 감염이 적게 걸린다

아연의 섭취는 폐렴을 확실히 줄이는 것 같다. 일단 알아주는 권위 논문 지인 《코크란》에 실렸으니 말이다. 그리고 상기도 감염이 잘 걸리는 아이들의 경우 아연이 확실히 체내에 적다는 연구도 있다. 하지만 연구들이 대부분 아프리카, 인도네시아 대상으로 되어 있어서 상기도 감염의 경우, 폐렴보다는 근거가 떨어진다고 볼 수 있다.

아연의 효과 ③
어린이, 청소년기의 경우 성장 속도가 증가한다

아연 결핍 상태에서 아연을 섭취하면 아이들의 성장 속도가 증가한다. 영아에서는 확실히 효과가 있고 효과도 크다. 반면 어린이의 경우 작지만 효과가 있다. 《코크란》에서 아연의 효과는 작지만 확실히 있다고 밝히고 있다.

아연의 효과 ④
어린이와 성인의 아연 결핍일 때의 증상개선

조산 가능성의 증가, 발기부전, 정자 수 감소, 탈모, 야맹, 상처 회복 지연 등 이미 밝혀진 아연의 결핍 증상이 많다. 아연은 필수 미네랄임을 알 수 있다. 결핍 위험군은 60대 이상, 임산부, 당뇨병 환자이다.

아연의 효과 ⑤

발기부전에 좋다?

아연이 결핍된 경우 발기부전이 올 수 있다는 것이 알려져 있지만, 아연을 복용하면 발기가 잘된다는 건 또 다른 얘기인데 어떨까? 《코크란 리뷰》에서 만성 신질환 환자에게서는 발기부전에 도움이 된다고 결론을 냈다. 그러면 다른 질병군이나 정상 범위에 있는 사람들에게는 어떨까? 현재로선 아연 결핍이 의심되는 분들에게서 도움이 된다고 이해하는 것이 좋을 것 같다.

아연의 효과 ⑥

남자가 복용하면 임신 성공률이 증가한다?

임신 성공률까지는 미지수지만, 아연을 복용하면 정자 수가 증가한다는 건 여러 연구에서 보고되었다.

천연 감기 치료제,
비타민 C

비타민 C는 한국인에게 가장 친숙한 비타민이다. 피부 영양제, 노화 예방, 감기 예방, 심지어 항암 치료에까지 응용되는 영양성분이다. 대항해 시대에 장기간 항해를 하던 도중 선원들이 기운이 없고 잇몸 염증이 생기며 피가 나는 질환에 간혹 걸리곤 했는데, 그 시절엔 이를 '괴혈병(scurvy)'이라 불렀다. 이 질병에 레몬이나 오렌지 같은 신맛이 나는 과일이 효과가 있다는 사실을 경험적으로 알아내게 되었고, 이러한 과일들에서 비타민 C라는 물질을 추출해 내어 치료에 응용하였다. 이는 현대적인 영양요법의 시초라 불릴 만한 사건이다. 비타민 C는 역사가 깊은 만큼 여러 질환에 대한 연구 결과들도 많다.

비타민 C가 많이 들어 있는 음식에는 아세롤라, 로즈힙, 오렌지, 감귤, 딸기, 토마토, 레몬, 파인애플, 비타민나무 등이 있다. 잘 알려져 있지 않지만, 지구상에서 비타민 C가 많기로 손에 꼽을 수 있는 식물 세 가지를 꼽으라면 아세롤라, 로즈힙, 그리고 비타민나무다. 아세롤라는 100g 당 약 1,600mg, 로즈힙은 약 500mg, 비타민나무는 100~1,500mg까지 함유하고 있다고 보고되고 있다. 딸기 100g에 비타민 C가 약 60mg, 오렌지 100g에 약 50mg가 들어 있음을 감안하면 엄청나게 들어 있다는 걸 알 수 있다. 이 세 가지는 천연 비타민 C의 원료로도 사용한다.

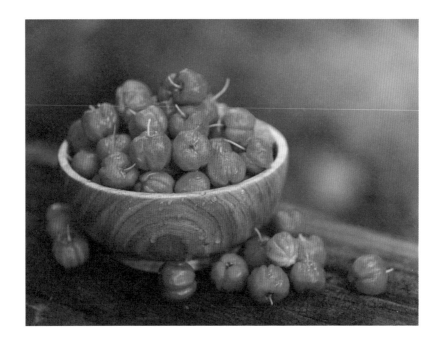

비타민 C의 확실한 효능 3가지

1. 감기 예방과 증상 완화에 좋다: 등급 A0

앞서도 언급했듯이 비타민 C를 정기적으로 섭취하면 감기가 지속되는 기간을 줄여주는 효과가 있다. 어른의 경우 약 8%, 아이의 경우 약 14%의 기간을 줄이는 효과가 있다.

2. 혈압을 낮춰준다: 등급 A0

비타민 C는 확실하게 혈압을 낮추는 효과가 있다. 2012년도에 저명한 저널에 실린 연구에 의하면, 평균 8주 동안 하루에 비타민 C 500mg을 섭취한 그룹과 그렇지 않은 그룹을 비교한 결과 고혈압 환자의 수축기 혈압을 4.85mmHg 낮춰주는 효과가 있었다.

3. 당뇨병에 좋다: 등급 C0

포도당과 비타민 C는 세포 내로 들어가는 경로가 같아서 세포 내로 흡수될 때 서로 경쟁한다. 포도당의 혈중 농도가 지속적으로 높으면 비타민 C가 세포 내로 들어가지 못하고, 항산화 역할을 하는 비타민 C가 세포 내에서 부족해지므로 '산화 스트레스'가 증가하여 세포에 데미지가 생긴다. 비타민 C를 지속적으로 복용하면 높은 혈당을 극복하고 비타민 C가 세포 내로 더 들어가기 쉬워지므로, 이론적으로는 비타민 C의 복용으로 당뇨병으로 인한 산화 스트레스를 해결할 수 있다. 그럼 정말로 비

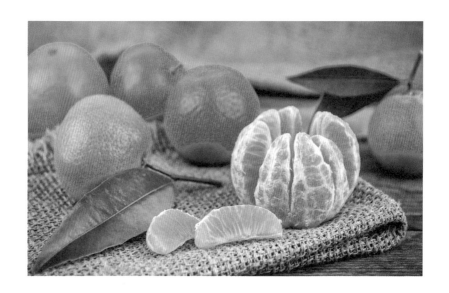

타민 C를 복용하면 효과가 있는가? 비타민 C를 한 달 이상 복용한 당뇨병 환자에게서 HbA1c라는 당뇨의 정도를 나타내는 수치를 약 0.5% 정도 낮출 수 있었다. 이는 기존 당뇨약 효과와 비교하면 약 50% 정도의 꽤 준수한 효과다.

비타민 C, 어떻게 먹어야 할까

천연 비타민과 합성 비타민은 어떤 효능의 차이가 있을까? 한 무작위 대조군의 연구 결과에 따르면 키위에서 유래된 천연 비타민 C와 합성 비타민 C의 차이는 없는 것으로 드러났다. 천연 비타민 영양제가 비싸서 부담이 된다면 합성 비타민 C를 선택해도 상관이 없다는 의미가 된다.

비타민 C는 산성을 띠기 때문에, 위식도 역류염이 있는 분들의 경우 공복에 복용하면 위식도 역류 증상이 올 수도 있다. 따라서 식후에 먹는 게 좋다. 사람마다 다른 점도 있어서, 식간에 먹어도 별다른 증상이 없다면 그래도 된다. 식전에 먹든 식후에 먹든 흡수율에는 크게 차이가 없는 것으로 알려져 있다.

비타민 C는 체내에 이미 존재하는 영양소이고 수용성이라서 많이 먹어도 체내에서 다 이용하지 않고 신장으로 빠르게 나가는 편이라, 부작용이 크지 않은 영양소에 속한다. 비타민 C는 하루 10g 정도의 복용까지는 심각한 부작용이 보고되지 않았다. 500~1,000mg 정도가 보편적으로 쓰이는 용량이며 그 정도로 충분하다. 보건복지부가 『2015 한국인 영양섭취기준』에서 설정한 비타민 C의 상한 섭취량은 2,000mg(19세 이상의 경우)이다.

비타민 C는 대사가 잘 되는 편이지만 과량 복용할 경우는 문제가 될 수 있다. 과량 복용할 때는 설사, 복부 불편감이 생길 수 있으며, 상한 섭취량 이상으로 섭취할 때는 옥살산이 체내에 많아져 신장에 칼슘-옥살산 결석이 생길 위험이 커진다. '고옥살산뇨증'이라는 질환을 앓고 있다면, 비타민 C가 질환을 악화시켜 요석이 생기는 원인이 될 수 있다. 비타민 C는 물에 녹아 약산성을 띠며 적은 용량에도 위식도 역류염이 있거나 위가 약한 분들은 가슴쓰림이나 속쓰림 증상이 생길 수 있다. 따라서 공복보다는 식후 복용이 권장된다. 그 외 드물게 두통, 설사가 보고되었다. 신장 결석이 있었던 분, 만성 신질환 환자는 상한 섭취량 이상의 과량 복용을 하면 안 된다.

비타민 C는 복용 시에 빠르게 체외로 나가버리기 때문에, 일정 수준의 혈중 농도를 유지하려면 두세 차례에 걸쳐 분복하는 것이 더 효과적이다.

추천 복용량

비타민 C 하루 500~2,000mg, 최소 3개월

천연 항생제,
커큐민

커큐민은 강황의 주 성분이다. 강황은 아유르베다 의학에서 쓰이는 약초였으며, 식용으로도 널리 쓰였던 식물이다. 인도에서 먹는 카레의 주 재료가 바로 강황이다. 강황의 효능을 내는 핵심 물질인 커큐민은 플라보노이드의 한 종류인데, 효능이 폴리페놀 등 다른 플라보노이드와 다르며 월등한 부분이 있다. 커큐민이 주목받는 이유는 이 성분의 항산화 효과, 항염증 효과 때문이다. 이러한 기전으로 굉장히 여러 질환에서 사용할 수 있을 것으로 기대되고 있다. 다른 성분과 비교했을 때 굉장히 뛰어난 가능성을 가지고 있음에도 비교적 늦게 주목받은 영양계의 후발주자이다. 최강의 항염증, 항산화 영양성분으로 주목받고 있는 커큐민의 최근 연구 결과를 살펴보자.

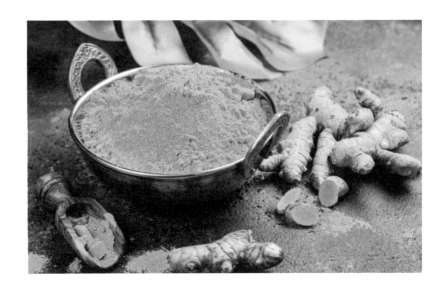

커큐민의 3가지 효능

1. 퇴행성 관절염에 좋다: 등급 A++

퇴행성 관절염에 대해 커큐민은 항염증 효과가 있다. 통증의 감소에 도움이 된다는 연구 결과가 있었으며, 효과도 높다. 커큐민은 지용성 물질로, 물이 적게 함유된 조직, 예를 들면 연골, 신경 조직에 수용성 항염증 물질보다 상대적으로 잘 도달하는 경향이 있다.

2. 우울증 증상 완화에 도움이 된다: 등급 A++

커큐민은 항산화, 항염증 효과가 높은 물질로 알려져 있다. 커큐민은 뇌 장벽을 통과해 뇌에서도 특정 역할을 수행하는데, 이 중 세로토닌과 노르에피네프린을 분해하는 효소인 MAO-A, MAO-B를 저해하는 작용이 있다. 이 작용으로 세로토닌과 노르에피네프린이 뇌 안에서 많아지게 하는 효과가 생긴다. 우울증에서는 뇌 내 세로토닌과 노르에피네프린의 감소가 관찰되며, 실제로 세로토닌과 노르에피네프린을 올려주면 증상의 개선이 관찰되었다. 커큐민은 항우울제의 효과를 거둘 수 있는 것이다.

효과의 크기는 어떨까? 놀랍게도 커큐민은 시판되고 있는 항우울제와 효과의 크기가 비슷하며, 커큐민을 복용할 경우 항우울제의 복용량을 줄일 수 있는 효과가 있다. 세계 3대 권위 있는 의학 잡지 중 하나인 《란셋(The Lancet)》에 2018년 실린 항우울제들의 효과에 대한 연구에서 나온 평균적인 효과와 타 연구에서의 커큐민의 효과를 비교했을 때, 비슷한 효과를 보였다.

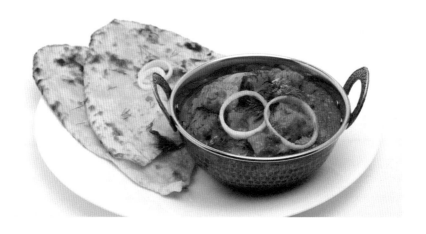

커큐민은 항우울제만큼 우울 증상을 잡는데 효과적인데 부작용은 항우울제보다 훨씬 적으므로 매우 주목할 만한 영양성분이다. 하지만 연구가 몇 개 없다는 것, 연구에서 사용기간이 4~8주 정도로 짧았기 때문에 장기 복용에도 효과가 있는지 의문이라는 단점이 있기 때문에 아직 환호는 금물이다.

3. 궤양성 대장염의 악화를 예방한다: 등급 C++

커큐민은 궤양성 대장염 관해기(보통 5년)의 유지에 있어 그 효능은 독보적이다. 가장 흔히 쓰는 약인 설파살라진과의 직접적인 비교를 한 연구를 찾지 못해서 최고 효과 등급으로 기재했다.

궤양성 대장염은 직장부터 침범하는 만성 염증성 대장질환이며, 완치가 불가능한 질환이다. 자가면역으로 인해 장벽에 염증이 생기며 궤양을 유발한다. 커큐민은 항염증 효과로 궤양성 대장염의 악화를 방지하는 것으로 알려져 있다. 등급 기준에 해당하는 연구가 하나뿐이라는 단점이 있으나, 그 효과는 영양성분 중에서는 월등하며 거의 유일한 수준이다. 6개월 동안 연구에서 하루 1g씩 식후 두 번 복용으로 6개월 동안 재발률이 20.5%에서 4.7%로 낮아졌다.

커큐민, 어떻게 먹을 것인가

커큐민은 매우 유니크한 물질로, 생강과에 속하는 식물에 많이 함유되어 있다. 특히 강황(tumeric)에 가장 많이 함유되어 있다고 한다. 강황 100g에는 커큐민이 1~2g 정도 들어가 있다고 하는데, 고형카레는 100g, 4인분 기준으로 강황이 대략 0.4~1g 정도의 적은 양이 함유되어 있다. 따라서 식품으로 섭취할 때는 강황가루를 사서 카레에 넣어 먹을 것을 추천한다. 커큐민을 식품으로 섭취할 때는 흡수율이 낮은 게 흠인데, 후추 중에 우리가 가장 익숙한 검은색 후추(흑후추)와 함께 섭취하면 커큐민의 흡수율이 올라가므로 함께 먹으면 도움이 될 것이다.

강황의 커큐민 기준으로 하루 약 1,000mg 이상 섭취가 권장된다. 실상 의학적인 효과를 거두려면 매일 카레에 강황가루를 섞어 먹어도 권장 복용량을 달성하기는 힘들다는 말이다. 따라서 커큐민의 효능을 제대로 누리기 위해서는 영양제를 추천한다. 커큐민은 장에서 흡수율이 매우 낮은 물질인데, 흡수율을 개선한 커큐민 영양제들이 있으니 이것을 선택하는 것이 좋다.

대부분 사람들에게 커큐민은 안전한 성분이다. 아유르베다 의학에서 약초로도 썼지만 카레가루에 식용으로도 쓸 정도이니 크게 겁먹을 필요 없는 성분이다. 하루 8g까지 안전하다고 알려져 있으나 아주 간혹 두통, 피부발진, 소화불량, 구역, 설사, 위식도 역류염 등의 증상이 생길 수 있다.

하지만 임신 중에는 복용에 주의하는 것이 좋겠다. 임신 중 부작용과 관련해서는 연구가 덜 되었기 때문이다. 일상생활에서 먹는 정도로는 임신 유지와 태아 성장에 영향이 없다고 알려져 있다. 그러나 고함량의 커큐민을 지속적으로 섭취할 때 동물에서는 안전하다고 하지만 사람에게는 어떤 영향을 미치는지 연구되지 않았으므로, 주의가 필요하다. 따라서 임신을 준비하는 여성분들은 고함량의 커큐민을 피하는 것이 좋다. 커큐민을 고함량으로 섭취하거나 장기간 복용할 경우 속이 거북한 느낌이나 구역질 증상, 위장 자극 증상을 느끼는 분들도 드물게 있다. 피를 묽게 하는 작용이 있으므로 뇌출혈, 위장 출혈 등을 앓았던 분들은 주의해야 한다. 수술 2주 전에도 끊는 것이 좋다.

추천 복용량

커큐민 하루 300~350mg씩 3회

부록

국민건강보험공단에서 운영하는 건강정보 전문사이트, '건강iN'에서 제공하는 국민 고통 식생활 지침과 만성질환 정보에 대한 내용을 담고 있습니다. 인터넷상 검증되지 않고 무분별하게 서비스되고 있는 건강정보가 아닌 전문가가 검증한 신뢰서 있는 건강정보입니다.

국민 공통 식생활 지침

1. 임신/수유부

◯ 우유 제품을 매일 3회 이상 먹자

- 우유를 매일 3컵 이상 마십니다.

- 요구르트, 치즈, 뼈째 먹는 생선 등을 자주 먹습니다.

◯ 고기나 생선, 채소, 과일을 매일 먹자

- 다양한 채소와 과일을 매일 먹습니다.

- 생선, 살코기, 콩제품, 달걀 등 단백질 식품을 매일 1회 이상 먹습니다.

◯ 청결한 음식을 알맞은 양으로 먹자

- 끼니를 거르지 않고 식사를 규칙적으로 합니다.

- 음식을 만들 때는 식품을 위생적으로 다루고, 먹을 만큼만 준비합

니다.

- 살코기, 생선 등은 충분히 익혀 먹습니다.
- 보관했던 음식은 충분히 가열한 후 먹습니다.
- 식품을 구매하거나 외식할 때 청결한 것을 선택합니다.

○ 짠 음식을 피하고, 싱겁게 먹자

- 음식을 만들거나 먹을 때는 소금, 간장, 된장 등의 양념을 보다 적게 사용합니다.
- 나트륨 섭취량을 줄이기 위해, 국물은 싱겁게 만들어 적게 먹습니다.
- 김치는 싱겁게 만들어 먹습니다.

○ 술은 절대로 마시지 말자

- 술은 절대로 마시지 않습니다.
- 커피, 콜라, 녹차, 홍차, 초콜릿 등 카페인 함유식품을 적게 먹습니다.
- 물을 충분히 마십니다.

○ 활발한 신체활동을 유지하자

- 임산부는 적절한 체중증가를 위해 알맞게 먹고, 활발한 신체 활동

을 규칙적으로 합니다.

- 산후 체중조절을 위해 가벼운 운동으로 시작하여 점차 운동량을 늘려갑니다.
- 모유 수유는 산후 체중 조절에도 도움이 됩니다.

2. 영유아

◑ 생후 6개월까지는 반드시 모유를 먹이자

- 초유는 꼭 먹이도록 합니다.
- 생후 2년까지 모유를 먹이면 더욱 좋습니다.
- 모유를 먹일 수 없는 경우에만 조제유를 먹입니다.
- 조제유는 정해진 양대로 물에 타서 먹입니다.
- 수유 시에는 아기를 안고 먹이며, 수유 후에는 꼭 트림을 시킵니다.
- 자는 동안에는 젖병을 물리지 않습니다.

◑ 이유 보충식은 성장 단계에 맞추어 먹이자

- 이유 보충식은 생후 만 4개월 이후 6개월 사이에 시작합니다.
- 이유 보충식은 여러 식품을 섞지 말고 한 가지씩 시작합니다.
- 이유 보충식은 신선한 재료를 사용하여 간을 하지 않고 조리해서 먹입니다.
- 이유 보충식은 숟가락으로 떠먹입니다.

- 과일주스를 먹일 때는 컵에 담아 먹입니다.

❍ 유아의 성장과 식욕에 따라 알맞게 먹이자

- 일정한 장소에서 먹입니다.
- 돌아다니며 억지로 먹이지 않습니다.
- 한꺼번에 많이 먹이지 않습니다.

❍ 곡류, 과일, 채소, 생선, 고기, 유제품 등 다양한 식품을 먹이자

- 과일, 채소, 우유와 유제품 등의 간식을 매일 2~3회 규칙적으로 먹입니다.
- 유아 음식은 싱겁고 담백하게 조리합니다.
- 유아 음식은 씹을 수 있는 크기와 형태로 조리합니다.

3. 어린이

❍ 음식은 다양하게 골고루

- 편식하지 않고 골고루 먹습니다.
- 끼니마다 다양한 채소 반찬을 먹습니다.
- 생선, 살코기, 콩 제품, 달걀 등 단백질 식품을 매일 한 번 이상 먹습니다.
- 우유를 매일 두 컵 정도 마십니다.

● 많이 움직이고, 먹이는 양은 알맞게

- 매일 한 시간 이상 적극적으로 신체활동을 합니다.

- 나이에 맞는 키와 몸무게를 알아서, 표준체형을 유지합니다.

- TV 시청과 컴퓨터게임을 모두 합해서 하루에 두 시간 이내로 제한 합니다.

- 식사와 간식은 적당한 양을 규칙적으로 먹습니다.

● 식사는 제때에, 싱겁게

- 아침식사는 꼭 먹습니다.

- 음식은 천천히 꼭꼭 씹어 먹습니다.

- 짠 음식, 단 음식, 기름진 음식을 적게 먹습니다.

● 간식은 안전하고, 슬기롭게

- 간식으로 신선한 과일과 우유 등을 먹습니다.

- 과자나 탄산음료, 패스트푸드를 자주 먹지 않습니다.

- 불량식품을 구별할 줄 알고 먹지 않으려고 노력합니다.

- 식품의 영양표시와 유통기한을 확인하고 선택합니다.

● 식사는 가족과 함께 예의바르게

- 가족과 함께 식사하도록 노력합니다.

- 음식을 먹기 전에는 반드시 손을 씻습니다.

- 음식은 바른 자세로 앉아서 감사한 마음으로 먹습니다.

- 음식은 먹을 만큼 담아서 먹고 남기지 않습니다.

4. 청소년

◐ 각 식품군을 매일 골고루 먹자

- 밥과 다양한 채소, 생선, 육류를 포함하는 반찬을 골고루 매일 먹습니다.

- 간식으로는 신선한 과일을 주로 먹습니다.

- 우유를 매일 두 컵 이상 마십니다.

◐ 짠 음식과 기름진 음식을 적게 먹자

- 짠 음식, 짠 국물을 적게 먹습니다.

- 인스턴트 음식을 적게 먹습니다.

- 튀긴 음식과 패스트푸드를 적게 먹습니다.

◐ 건강 체중을 바로 알고, 알맞게 먹자

- 내 키에 따른 건강 체중을 압니다.

- 매일 한 시간 이상 적극적으로 신체활동을 합니다.

- 무리한 다이어트를 하지 않습니다.

- TV 시청과 컴퓨터게임을 모두 합해서 하루에 두 시간 이내로 제한합니다.

◉ 물이 아닌 음료를 적게 마시자
- 물을 자주 충분히 마십니다.
- 탄산음료, 가당 음료를 적게 마십니다.
- 술을 절대 마시지 않습니다.

◉ 식사를 거르거나 과식하지 말자
- 아침식사를 거르지 않습니다.
- 식사는 제 시간에 천천히 먹습니다.
- 배가 고프더라도 한꺼번에 많이 먹지 않습니다.

◉ 위생적인 음식을 선택하자
- 불량식품을 먹지 않습니다.
- 식품의 영양표시와 유통기한을 확인하고 선택합니다.

5. 성인
◉ 각 식품군을 매일 골고루 먹자
- 곡류는 다양하게 먹고, 잡곡을 많이 먹습니다.

- 여러 가지 색깔의 채소를 매일 먹습니다.
- 다양한 제철과일을 매일 먹습니다.
- 간식으로 우유, 요구르트, 치즈와 같은 유제품을 먹습니다.
- 가임기 여성은 기름기 적은 붉은 살코기를 적절히 먹습니다.

활동량을 늘리고 건강 체중을 유지하자

- 일상생활에서 많이 움직입니다.
- 매일 30분 이상 운동을 합니다.
- 건강 체중을 유지합니다.
- 활동량에 맞추어 에너지 섭취량을 조절합니다.

청결한 음식을 알맞게 먹자

- 식품을 구매하거나 외식을 할 때 청결한 것으로 선택합니다.
- 음식은 먹을 만큼만 만들고, 먹을 만큼만 주문합니다.
- 음식을 만들 때는 식품을 위생적으로 다룹니다.
- 매일 세끼 식사를 규칙적으로 합니다.
- 밥과 다양한 반찬으로 균형 잡힌 식생활을 합니다.

짠 음식을 피하고 싱겁게 먹자

- 음식을 만들 때는 소금, 간장 등을 보다 적게 사용합니다.

- 국물을 짜지 않게 만들고, 적게 먹습니다.

- 음식을 먹을 때 소금, 간장을 더 넣지 않습니다.

- 김치는 덜 짜게 만들어 먹습니다.

◑ 지방이 많은 고기나 튀긴 음식을 적게 먹자

- 고기는 기름을 떼어내고 먹습니다.

- 튀긴 음식물 적게 먹습니다.

- 음식을 만들 때, 기름을 적게 사용합니다.

◑ 술을 마실 때는 그 양을 제한하자

- 남자는 하루 2잔, 여자는 1잔 이상 마시지 않습니다.

- 임산부는 절대로 술을 마시지 않습니다.

6. 어르신

◑ 각 식품군을 매일 골고루 먹자

- 고기, 생선, 달걀, 콩 등의 반찬을 매일 먹습니다.

- 다양한 채소 반찬을 매끼 먹습니다.

- 다양한 우유제품이나 두유를 매일 먹습니다.

- 신선한 제철 과일을 매일 먹습니다.

짠 음식을 피하고 싱겁게 먹자

- 음식을 싱겁게 먹습니다.
- 국과 찌개의 국물을 적게 먹습니다.
- 식사할 때 소금이나 간장을 더 넣지 않습니다.

식사는 규칙적이고 안전하게 하자

- 세끼 식사를 꼭 합니다.
- 외식할 때는 영양과 위생을 고려하여 선택합니다.
- 오래된 음식은 먹지 않고, 신선하고 청결한 음식을 먹습니다.
- 식사로 건강을 지키고, 식이보충제가 필요한 경우는 신중히 선택합니다.

물은 많이 마시고 술은 적게 마시자

- 목이 마르지 않더라도 물을 자주 충분히 마십니다.
- 술은 하루 1잔을 넘기지 않습니다.
- 술을 마실 때에는 반드시 다른 음식과 같이 먹습니다.

활동량을 늘리고 건강한 체중을 갖자

- 앉아 있는 시간을 줄이고 가능한 한 많이 움직입니다.
- 나를 위한 건강 체중을 알고, 이를 갖도록 노력합니다.

- 매일 최소 30분 이상 숨이 찰 정도로 유산소 운동을 합니다.
- 일주일에 최소 2회, 20분 이상 힘이 들 정도로 근육 운동을 합니다.

만성질환 정보

1. 당뇨병

개요

포도당은 우리 몸이 사용하는 가장 기본적인 에너지원입니다. 혈액 속의 포도당 농도를 '혈당'이라고 하는데, 혈당은 췌장(이자)에서 생산되는 인슐린(insulin)과 글루카곤(glucagon)이라는 두 가지 물질에 의해 일정한 수준으로 유지됩니다.

혈당을 조절하는 두가지 호르몬,

1) 인슐린(Insulin)

- 췌장의 랑게르한스섬에 위치한 베타(β)세포에서 생산됨
- 혈당을 낮추는 역할을 담당

2) 글루카곤(Glucagon)

- 췌장의 랑게르한스섬에 위치한 알파(α)세포에서 생산됨
- 혈당을 높이는 역할을 담당

당뇨병은 신체 내에서 혈당 조절에 필요한 인슐린의 분비나 기능 장애로 인해 발생된 고혈당을 특징으로 하는 대사성 질환입니다. 당뇨병으로 인한 만성적 고혈당은 신체 각 기관의 손상과 기능 부전을 초래하게 되는데 특히, 망막, 신장, 신경에 나타나는 미세혈관 합병증과 동맥경화, 심혈관, 뇌혈관질환과 같은 거대 혈관 합병증을 유발하고 이로 인한 사망률을 증가시킵니다. 한편 당뇨병의 발생과 경과에 대한 연구들에 의하면 혈당조절을 철저히 하면 합병증 발생률이 저하되고 또한 체중 감량이나 투약 등으로 당뇨병이 예방될 수 있는 것으로 나타났습니다.

당뇨병의 종류

- 제1형 당뇨병 : 췌장에서 전혀 인슐린을 만들지 못해 혈당 조절을 못하는 경우
- 제2형 당뇨병 : 인슐린이 나오더라도 간과 근육에서 인슐린의 기능을 다하지 못해 혈당조절이 안 되는 경우

	제1형 당뇨병	제2형 당뇨병
구분	췌장 베타세포 파괴에 의한 인슐린 결핍으로 발생한 당뇨병	인슐린 분비와 작용의 결함에 의해 발생한 당뇨병
발생 연령	어린이나 20세 미만의 청소년기에 발생	일반적으로 40세 이후에 발생
체중	과체중이 아님 (주로 마른 체격)	일반적으로 과체중
증상	갑자기 나타남	증상이 없거나 서서히 나타남
인슐린	생산되지 않음	소량 분비 또는 작용이 제대로 되지 않음
인슐린 치료	매일 인슐린 주사가 필요	식사요법과 운동으로 혈당을 조절 후, 조절되지 않으면 약물의 도움을 받음
발병율	전체 당뇨병의 10%	전체 당뇨병의 90%

당뇨병에 걸리기 쉬운 사람은?

- 과체중(체질량지수 23kg/㎡ 이상)
- 직계 가족(부모, 형제자매)에 당뇨병이 있는 경우
- 공복혈당장애(공복혈당 100~125mg/dL)나 내당능장애(식후 2시간 혈당 140~199mg/dL)의 과거력이 있는 경우
- 임신성 당뇨병을 진단받았거나, 4kg 이상의 거대아를 출산한 적이 있는 여성

- 고혈압(140/90mmHg 이상, 또는 약제 복용)

- HDL 콜레스테롤 35mg/dL 미만 또는 중성지방 250mg/dL 이상

- 인슐린저항성(다낭성 난소증후군, 흑색가시세포증 등)

- 심혈관질환(뇌졸중, 관상동맥질환 등)

당뇨병의 증상은?

- 합병증이 발생될 때까지 대부분 증상이 전혀 없습니다.

- 심해지면 물을 많이 마시게 되며, 소변량과 식사량이 늘어나는데도 불구하고 몸무게가 현저히 줄어드는 증상이 나타납니다.

- 초기에는 증상이 전혀 없거나, 증상이 미미하기 때문에 치료에 관심을 기울이지 않게 됩니다.

당뇨병 진단 기준

- 다음 기준 중 하나 이상 해당시 당뇨병으로 진단

  □ 공복 혈장 혈당 ≥ 126mg/dL : 이 기준은 명백한 고혈당이 아니라면 다른 날에 검사를 반복하여 확인해야 합니다.

  □ 당뇨병의 전형적인 증상(다뇨, 다음, 설명되지 않은 체중감소)이 있고, 공복과 상관없이 측정한 임의 혈장 혈당 ≥ 200mg/dL

  □ 75g 경구당부하검사 후 2시간 혈장 혈당 ≥ 200mg/dL

  □ 당화혈색소 ≥ 6.5%

당뇨병과 생활습관

● 당뇨병 환자를 위한 식이요법

- 당뇨병의 식이요법은 무조건 적게 먹는 것이 아닙니다.
- 정상적인 활동을 하면서 적당한 체중을 유지할 수 있도록 알맞은 열량을 각 영양소별로 골고루 섭취하는 것입니다.
- 어떤 음식을 제한하거나 맛있는 음식을 피해야 하는 것이 아니라, 균형 잡힌 영양섭취를 위해 여러 가지 식품을 골고루 먹는 것입니다.
- 하루 세끼, 규칙적으로 일정한 양을 먹도록 합니다.
- 필요열량의 50~60%는 당질로, 15~20%는 단백질로 섭취하고, 지방은 25% 이내로 섭취하며 비타민과 무기질은 충분히 섭취합니다.
- 단맛이 강한 음식, 포화지방과 콜레스테롤 함량이 높은 음식은 피하도록 합니다.
- 섬유소를 충분히 섭취합니다.
- 싱겁게 먹어야 합니다.
- 술을 삼갑니다.

● 당뇨병 환자를 위한 운동 지침

- 모든 당뇨병 환자들은 운동을 시작하기 전에 당뇨병의 합병증과 운동이 금기시되거나 특별한 관리가 필요한 다른 질환의 동반 여부를 주치의에게 확인해야 합니다.
- 운동은 혈당을 낮춥니다.
- 인슐린 감수성을 호전시키고 인슐린 요구량을 낮추므로 인슐린 투여량을 줄일 수 있습니다.
- 당화혈색소 수치를 낮춥니다.
- 혈압을 낮춥니다.
- 혈중지질 개선 효과가 있습니다.
- 심혈관 기능을 개선시키고, 심장질환과 순환기질환(협심증, 심근경색, 뇌졸중 등)을 예방합니다.
- 근력이 좋아지고 열량의 소모를 증가시킵니다.
- 불안과 우울 등 정신건강에 좋습니다.
- 항암효과가 있습니다.

● 당뇨병 환자의 운동 전 점검

운동해도 되는지 반드시 전문의와 상담해야 하는 경우는?

- 관상동맥 질환, 뇌혈관 질환이 의심되거나 진단받은 경우
- 당뇨병의 병력이 10년 이상인 환자(제1형 당뇨병 환자는 15년 이상)

- 35세 이상인 당뇨병 환자
- 미세혈관 합병증(증식성 망막병증 또는 미세알부민뇨증을 포함한 신증)
- 말초혈관질환
- 심한 고혈압, 심한 말초신경합병증, 심한 자율신경병증

운동 준비사항
- 적절한 스트레칭과 준비 운동을 반드시 하고 운동이 끝날 때는 5~10분 정도 정리 운동이 중요합니다.
- 운동을 안 하거나 시작하면 혈압이 뚝 떨어지거나 높아질 수 있으므로 주의하고, 덥거나 추운 환경에서는 운동을 피하며, 충분한 물을 마십니다.

당뇨병과 금연
- 모든 당뇨병 환자는 반드시 담배를 끊어야 합니다.
- 당뇨병 환자가 금연을 하면 전체 사망률, 특히 심혈관질환에 의한 사망률을 현저히 감소시키고, 합병증에 의한 다리 절단의 위험도 감소시킵니다.

2. 고혈압

고혈압이란?

- 고혈압은 수축기 혈압이 140mmHg 이상이거나, 이완기 혈압이 90mmHg 이상일 때를 말합니다(서로 다른 날 측정해서 2회 이상 높을 때에 진단합니다).
- 정상 혈압은 120/80mmHg 미만입니다.

고혈압 환자는 얼마나 많을까요?

- 30세 이상 성인의 1/3이 고혈압 환자입니다!
- 60세 이상 노인에서는 둘 중에 한 명은 고혈압 환자입니다.
- 30세 이상 성인의 28.9%(남자의 30.1%, 여자의 27.7%)가 고혈압 환자이며, 65세 이상 노인의 60.7%가 고혈압 환자입니다.

고혈압의 원인

◉ 본태성 고혈압

- 고혈압 환자의 90% 이상 차지
- 정확한 기전은 알 수 없습니다.
- 위험인자들이 모여서 발생합니다.

조절 불가능한 위험인자	연령, 가족력, 인종
조절 가능한 위험인자	비만, 운동 부족, 흡연, 염분 섭취, 알코올, 스트레스

○ 이차성 고혈압

- 고혈압 환자의 5~10% 차지
- 원인 : 이차성 고혈압은 원인을 치료하면 완치되므로 고혈압 진단을 받으면 반드시 원인이 있는지 살펴보아야 합니다.
  - ▶ 신장질환 : 만성 신장질환, 신혈관성 고혈압
  - ▶ 부신질환 : 일차성 고알도스테론증, 쿠싱증후군, 갈색세포증
  - ▶ 갑상선 기능항진증, 갑상선 기능저하증
  - ▶ 대동맥 축착증
  - ▶ 폐쇄성 수면 무호흡증
  - ▶ 임신
  - ▶ 약물에 의한 영향 : 비스테로이드성 소염제, 스테로이드, 경구피임약, 혈관수축제, 비충혈억제제, 감초, 코카인

고혈압의 증상

고혈압은 뚜렷한 증상이 없습니다. 고혈압이 심하다고 해도 증상이 뚜렷

하지 않습니다. 고혈압 자체로 인한 증상보다 고혈압에 의한 장기의 손상으로 증상이 나타나는 것입니다. 그래서 반드시 혈압을 측정해야만 확인이 가능합니다.

- 두통은 매우 심한 고혈압에서만 나타나며, 이 경우에도 대부분 잠에서 깨어날 때 머리 뒤쪽에 국한되며, 몇 시간 지나면 저절로 없어집니다.
- 초기에는 증상이 없다고 방치하는 경우가 많은데 이것은 잘못된 것입니다. 즉, 증상이 없다고 고혈압이 없는 것이 아니므로 정기적으로 병원에서 검진을 받고 그에 따른 처방을 받는 것이 중요합니다.
- 고혈압은 관리되지 않으면 심장질환(협심증, 심근경색), 뇌혈관질환(뇌졸중), 신장질환, 비뇨생식기질환, 안과질환 등 우리 몸 전반에 걸쳐 합병증을 일으키고 목숨을 위협하는 질환입니다.
- 고혈압을 치료하지 않으면 약 50%는 관상동맥질환이나 심부전으로, 약 33%는 뇌졸중으로, 10~15%는 신부전으로 사망합니다.

고혈압의 진단 기준
- 주기적으로 혈압을 측정해야 합니다.
- 고혈압은 뚜렷한 증상이 없으므로, 주기적으로 혈압을 측정해 보아야 진단할 수 있습니다.

- 일년에 두 번 정도는 혈압을 재어 보십시오.

혈압의 분류

혈압의 분류	수축기 혈압(mmHg)	그리고, 또는	이완기 혈압(mmHg)
정상	< 120	그리고	< 80
고혈압 전단계	120 ~ 139	또는	80 ~ 89
제1기 고혈압	140 ~ 159	또는	90 ~ 99
제2기 고혈압	≥ 160	또는	≥ 100

가정에서 측정한 혈압은 진료실에서 잰 것보다 낮으므로, 135/85mmHg 이상을 고혈압으로 간주합니다.

- 수축기나 이완기 혈압 모두 중요
  - ▶ 서로 다른 분류에 해당하면 더 높은 쪽 혈압분류에 따라 중증도를 결정하므로, 160/90mmHg이라면 고혈압에 속합니다.

고혈압과 생활습관

◑ 생활습관 개선

- 식이요법, 운동요법, 체중관리, 금연, 절주 등의 생활습관 개선이 고혈압 치료의 첫걸음입니다!

- 생활습관을 바꾸면 혈압이 내려갑니다.

- 고혈압약의 작용을 증강시킵니다.

- 음식을 싱겁게 먹고, 칼슘과 칼륨이 많은 식사를 하고 운동을 하면 고혈압 치료약을 먹은 것과 같은 효과가 나타납니다.

- 심혈관질환이나 위험인자의 합병을 예방하는 효과가 큽니다.

- 모든 고혈압 환자는 즉시 생활습관 개선을 시작해야 합니다.

- 고혈압이 될 가능성이 높은 사람(고혈압 전단계)도 이때부터 생활습관 개선을 시작하셔야 합니다.

◉ 생활습관 개선 방법과 그 효과

개선법	권고사항	수축기혈압의 감소
체중감량	이상체중의 유지 (체질량지수 : 18.5~22.9)	평균 1.1mmHg / 1kg 감량
건강식사법 (DASH Diet)	포화지방산과 지방의 섭취를 줄이고 채소, 과일, 저지방 유제품의 섭취 증가	평균 11.4mmHg
저염식	하루 염분 6g 이하로 섭취	평균 5.1mmHg
운동량 증가	하루 30분 이상 매일 속보로 걷기 등의 유산소 운동	평균 4.9mmHg
절주	하루 30g 이하의 알코올 섭취, 여자나 마른 남자에서는 15g 이하의 섭취	평균 3.9mmHg

● 고혈압환자를 위한 식이요법

고혈압은 생활에서 주의를 기울이면 충분히 조절할 수 있는 질병입니다. 특히 식사요법으로 혈압을 어느 정도는 내릴 수 있으며, 약이 필요한 경우에도 복용량을 줄일 수 있습니다.

- 식사를 거르거나 과식하지 않습니다.
- 활동량을 늘리고 적절한 체중을 유지합니다.
- 정확한 기전은 알 수 없습니다.
- 물이 아닌 음료를 적게 마십니다.
- 지방이 많은 고기나 튀긴 음식을 적게 먹습니다.
- 청결한 음식을 알맞게 먹습니다.
- 술을 마실 때에도 그 양을 제한해야 합니다.

● 식이요법은 왜 중요할까요?

적절한 식사는 혈압을 조절하고 다른 만성질환의 예방에도 효과적입니다.

【고혈압을 위한 식사요법 : 대시 다이어트】

많이 섭취

- 과일과 야채(하루에 4~5회)
- 식이섬유(하루에 7~8회)
- 저지방 유제품(하루에 2~3회)
- 칼슘

- 마그네슘
- 단백질이 많고 지방이 적은 생선, 가금류(하루에 2회)

적게 섭취
- 포화지방
- 콜레스테롤
- 소금

◯ 고혈압과 운동

- 운동을 하면 장기적으로 수축기 혈압 4.9mmHg, 이완기 혈압 3.7mmHg 정도 감소합니다.
- 운동을 하지 않는 사람에 비해 50%나 고혈압 발생의 위험이 감소합니다.
- 혈압 강하효과를 보려면 3~6개월 꾸준히 운동을 지속해야 하며, 운동을 그만두고 2~3주만 지나면 운동하기 전 수준으로 다시 올라가므로 운동을 생활화해야 합니다.
- 유산소 운동이 주로 혈압을 낮추지만 가벼운 아령운동 등 근력 운동도 혈압을 낮추므로 병행하는 것이 좋습니다.
- 빨리 걷기나 수영이 격렬한 달리기보다 혈압을 낮추는 데 효과적이므로 무리한 운동을 할 필요가 없습니다.

3. 고지혈증

개요

고지혈증은 누구에게나 생길 수 있는 병으로 혈액 속에 콜레스테롤이 많아지는 질환을 말합니다. 고지혈증이 있으면 흔히 동맥경화증, 정확한 용어로는 죽상경화증에 걸릴 확률이 높습니다. 혈액 속의 콜레스테롤이 많아지는 정도에 비례해 심장질환이 생길 위험도 높아집니다.

고지혈증은 혈액 속에 돌아다니는 지방질이 우리 몸에 필요 이상으로 많아지는 상태를 말합니다. 혈액 속에 들어있는 지방질은 크게 4가지로 분류할 수 있는데 총콜레스테롤, 저밀도지단백 콜레스테롤, 고밀도지단백 콜레스테롤, 중성지방으로 나누어집니다.

콜레스테롤은 왁스와 비슷한 지방 물질로, 혈액 속에 있는 지단백이라는 작은 거품 속에 실려 다닙니다. 콜레스테롤을 싣고 다니는 지단백의 종류는 여러 가지가 있지만 고지혈증에 저밀도지단백(Low Density Lipoprotein, LDL), 고밀도지단백(High Density Lipoprotein,HDL) 2가지가 중요합니다.

저밀도지단백에 들어있는 콜레스테롤은 혈관 벽에 쌓여 심혈관질환과 뇌혈관질환을 일으키는 죽상경화증을 유발하기 때문에 나쁜 콜레스테롤입니다.

고밀도지단백은 혈관 벽에 쌓인 콜레스테롤을 간으로 운반하는 역할을 하므로 죽상경화증을 예방하는 효과가 있습니다. 그래서 고밀도지단백에 들어있는 콜레스테롤은 좋은 콜레스테롤입니다.

총콜레스테롤은 저밀도지단백 콜레스테롤과 고밀도지단백 콜레스테롤을 하나로 묶어 부르는 이름입니다. 콜레스테롤이 아닌 다른 지방물질로는 중성지방이 있습니다. 중성지방은 콩기름과 비슷한 성분으로 그 양이 필요 이상으로 높은 경우에는 낮추어 주는 것이 좋습니다.

1. 콜레스테롤은 몸에서 열심히 만들어 내는 물질이다

콜레스테롤 수치가 높아지는 이유를 흔히 먹는 음식물 때문이라고 생각하는 경우가 많습니다. 하지만 콜레스테롤은 80%가 체내에서 스스로 만들어지고 음식을 통해 섭취하는 것은 나머지 20%뿐입니다. 콜레스테롤이 음식물로 섭취하지 않아도 몸 안에서 스스로 만들어 내는 이유는 우리 몸에 꼭 필요한 물질이기 때문입니다.

콜레스테롤은 주로 간에서 만들어지며, 지단백을 이용해 필요한 곳으로 옮겨집니다. 콜레스테롤은 몸에서 스스로 생성되기 때문에 식이요법 등 생활습관 개선으로 콜레스테롤 수치를 낮추지 못하면 간에서 더 이상 만들지 못하도록 약물 치료를 병행해야 합니다.

2. 콜레스테롤이 하는 일

콜레스테롤은 세포를 둘러싸는 세포막의 구성성분이고, 소화액인 담즙을 만드는데 사용되며, 각종 스테로이드 호르몬과 뼈를 튼튼하게 하는 비타민 D를 만드는 재료가 됩니다. 따라서 콜레스테롤은 우리 몸에 꼭 필요한 물질입니다. 콜레스테롤이 문제가 되는 경우는 우리 몸에 필요한 적정선을 넘어서 너무 많이 존재할 때입니다. 사람에 따라 체질적으로 콜레스테롤을 많이 만들어 내는 경우가 있습니다. 그 정도가 심한 경우에는 고혈압이나 흡연과 같은 심혈관질환의 위험인자를 전혀 가지고 있지 않는데도, 죽상경화증이 나타나 심장질환이나 뇌혈관질환이 생겨 고생하기도 합니다.

원인 및 증상

1. 원인

고지혈증, 즉 콜레스테롤 수치가 높아지는 이유는 여러 가지가 있는데 유전적 요인으로 높아지는 경우도 있지만, 살아가면서 생활습관 때문에 나타나는 경우도 있습니다. 생활습관에서 우선 식사에 따른 영양과 체중, 신체활동의 3가지 이유를 살펴보겠습니다.

식사에서는 포화지방이 풍부한 음식이나 콜레스테롤이 많이 들어 있는 음식이 콜레스테롤 수치를 올리게 됩니다. 포화지방은 대표적으로 소고기나 돼지고기에 들어있는 동물성 지방을 말합니다. 이런 종류의 음식을 많이 섭취하면 콜레스테롤이 증가합니다.

체중이 증가해 비만이 되면 심장질환이 생길 확률이 높아집니다.

일반적으로 체중이 늘면 콜레스테롤 수치도 따라서 올라가는 경향이 있습니다. 반대로 체중이 줄면 저밀도지단백 콜레스테롤 수치가 떨어지고, 고밀도지단백 콜레스테롤 수치가 증가합니다.

신체활동을 하지 않으면 심장혈관 질환의 위험이 높아집니다. 매일 30분 정도의 적당한 운동으로 저밀도지단백 콜레스테롤이 감소하고 고밀도지단백 콜레스테롤이 증가해 고지혈증을 예방하는데 효과가 있습니다.

이상의 3가지 원인들은 우리 스스로 조절할 수 있는 고지혈증의 원인이므로 마음먹기에 따라 콜레스테롤 수치를 낮출 수 있습니다. 하지만 우리가 마음대로 할 수 없는 원인이 있는데, 그것은 나이와 성별, 그리고 유전입니다. 나이가 들어감에 따라 여자와 남자 모두에게 콜레스테롤 수치는 올라가는 경향이 있습니다. 특히 여자는 나이뿐만 아니라 폐경도 고지혈증에 영향을 주는데, 월경이 영구히 중단되는 폐경기를 거치고 나면 콜레스테롤 수치가 증가합니다. 콜레스테롤이 만들어지는 정도는 사람마다 다르고 유전되는 경향이 있으며, 유전자에 적혀져 있는 정보에 따라 콜레스테롤이 몸에서 합성되는 정도가 달라질 수 있습니다. 가족 중에 고지혈증을 가진 사람이 있으면, 유전되는 경향이 있습니다.

2. 증상

고지혈증이 있으면 어떤 증상이 나타날까요? 몸이 쉬 피로 하거나 지치는 것이 고지혈증의 증상일까요? 가슴에 통증이 나타나고 숨이 찬 것이 고지혈증의 증상일까요? 어떤 질병이든 초기에 자각증상이 있다면 일찍 진단해 치료도 쉬워집니다. 그러나 고지혈증은 아무런 자각증상이 없어, 오직 혈액검사로만 알 수 있습니다. 만일 고지혈증이 원인이 돼 어떤 증상이 나타났다면 그때는 이미 고지혈증에 의한 심혈관질환이나 뇌혈관질환과 같은 합병증이 진행된 상태라고 봐야 합니다.

장기간 고지혈증이 지속되면 콜레스테롤이 혈관 벽에 쌓이게 됩니다. 혈관 내경이 어느 한계 이상으로 좁아지게 되거나, 혈관 벽에 만들어진 죽상반이 터져 나타나는 병이 협심증과 심근경색증입니다. 고지혈증은 아무런 자각증상이 없으므로 정기적인 혈액검사가 필요할 뿐만 아니라, 오로지 혈액검사로만 진단되는 질환입니다.

고지혈증 수치의 의미

1. 고지혈증은 혈액 검사로만 알 수 있습니다

고지혈증 검사를 제대로 하려면 최소한 12시간 이상의 금식해야 합니다. 아침 9시에 채혈한다면, 그 전날 저녁 7시 이후로는 물을 제외한 다른 음식물을 먹거나 술은 일절 마셔서는 안 됩니다. 음식물을 먹거나 술을 마시게 되면, 검사결과가 잘못 될 수 있습니다.

2. 고지혈증 혈액검사로 측정하는 항목

고지혈증 검사를 간단하게 하는 경우에는 보통 총콜레스테롤만을 측정합니다. 혈액 속에 들어있는 콜레스테롤은 크게 저밀도지단백과 고밀도지단백이라는 물질에 실려 돌아다닙니다. 어떤 종류의 지단백 콜레스테롤인지 구별하지 않고 그 양을 잰 것이 총콜레스테롤입니다. 총콜레스테롤 수치의 의미는 표와 같습니다(표는 국민건강보험공단 홈페이지 참조).

그러나 이 수치만 가지고 치료를 결정하지 않습니다. 검사에서 주의 이상의 의미를 가지는, 즉 200mg/dL 이상의 수치가 나오면 혈액검사로 중성지방, 고밀도지단백 콜레스테롤, 저밀도지단백 콜레스테롤 수치를 추가로 측정해야 합니다.

추가로 확인된 검사에서 치료 목표로 삼는 항목은 저밀도지단백 콜레스테롤입니다. 표에서 볼 수 있듯이 저밀도지단백 콜레스테롤은 최소한 130mg/dL보다 낮아야 합니다(2장의 도표 2-1 또는 국민건강보험공단 홈페이지 참조).

고밀도지단백 콜레스테롤은 다른 고지혈증 수치와 달리 높을수록 좋습니다. 40mg/dL보다 적은 수치를 나타내면 심혈관질환의 위험이 증가하고, 60mg/dL보다 높으면 그 반대로 심혈관질환의 위험이 감소합니다. 중성지방은 150~199 mg/dL 이면 주의를 해야 하는 수치이고, 200mg/dL이면 치료가 필요할 수 있습니다.

3. 검사 주기

고지혈증은 대부분 아무런 자각 증상이 없으므로 건강검진을 통해 조기에 발견하는 것이 중요합니다. 콜레스테롤은 체질적으로 높아지는 경우가 대부분이므로 젊은 나이에도 고지혈증을 가지고 있는 경우가 있습니다.

따라서 다른 성인병과 달리 20세 때부터 검사를 받아야 하며, 20세 이상의 성인은 매 5년마다 적어도 한 번 이상 총콜레스테롤 수치를 검사해야 합니다. 검사 결과에 따라 치료 방침을 결정할 때는 측정 오류의 가능성을 생각해 두 번 이상 검사해서 확인 하는 것이 좋습니다.

치료

고지혈증의 치료는 심장질환이 생길 위험도를 낮추는 것이 목표입니다. 이를 위해 저밀도지단백 콜레스테롤을 각 개인의 조절목표에 맞게 충분히 낮추어야 합니다.

콜레스테롤을 떨어뜨리기 위한 치료는 크게 두 가지로 구성돼 있습니다. 첫 번째는 생활습관개선입니다. 생활습관개선은 콜레스테롤을 낮추어 주는 식사요법, 운동, 체중관리로 구성돼 있습니다. 생활습관개선은 저밀도지단백 콜레스테롤 수치가 조절목표보다 높은 사람은 누구나 실천해야 하는 일입니다.

두 번째로 약물치료가 있습니다. 콜레스테롤 수치를 떨어뜨리는 약물이 필요한 경우에는 반드시 사용하는 것이 좋고, 약물의 치료 효과를 높이기 위해서는 생활습관개선과 함께 실천해야 합니다.

1. 10년 위험도에 따른 저밀도지단백 콜레스테롤의 조절 목표

1) 최고 위험군

저밀도지단백 콜레스테롤의 조절목표는 100mg/dL입니다. 검사에서 나타난 콜레스테롤 수치가 100mg/dL보다 낮다고 해도, 생활습관개선 치료에서 권장하는 식사요법은 실천해야 합니다. 100mg/dL 이상이라면 생활습관개선과 약물치료를 동시에 시작해야 합니다. 의사가 판단해서 위험한 상황이라고 생각되면, 저밀도지단백 콜레스테롤이 100mg/dL보다 낮아도 약물치료를 시작할 수 있습니다.

2) 고 위험군

저밀도지단백 콜레스테롤의 조절목표는 130mg/dL입니다. 검사에서 나온 콜레스테롤 수치가 130mg/dL 이상이라면 생활습관개선식사를 시작해야 하고, 식사요법을 잘 시행하고도 3개월 뒤에 측정한 수치가 130mg/dL 이상이면 약물치료를 함께 시작해 볼 수 있습니다. 식사요법 후에 130mg/dL보다 낮게 유지된다면 식사요법을 계속합니다.

3) 중간 위험군

저밀도지단백 콜레스테롤의 조절목표는 130mg/dL입니다. 콜레스테롤 수치가 130mg/dL 이상이라면 생활습관개선 식사를 하는 것이 좋고, 식사요법을 3개월 동안 하고 난 뒤에 측정한 수치가 160mg/dL 이상이라면 약물치료를 하는 것이 좋습니다. 130mg/dL 미만이라면 그대로 식사요법을 유지합니다.

4) 저 위험군

저밀도지단백 콜레스테롤의 조절목표는 160mg/dL입니다. 측정된 콜레스테롤 수치가 160 mg/dL 이상이라면 생활습관개선 식사를 하는 것이 좋습니다. 3개월 후에 측정한 수치가 여전히 160mg/dL를 넘는다면 약물치료를 시작하는 것이 좋은데, 특히 190mg/dL가 넘는 경우에는 반드시 약물을 복용해야 합니다. 식사요법을 하고 난 후에 160mg/dL 미만으로 유지된다면 식사요법을 계속합니다.

이상에서 무엇보다 중요한 것은 심혈관질환 위험인자인 고혈압을 조절하고, 즉시 금연하는 것입니다. 고혈압을 조절하고 금연을 하게 되면, 위험인자 2개가 없어지게 되므로 저밀도지단백 콜레스테롤의 조절목표가 상향 조정돼 약을 먹을 필요가 없을 수도 있습니다.

2. 생활습관개선

저밀도지단백 콜레스테롤 수치를 떨어뜨리기 위한 생활습관개선은 3가지로 구성되어 있습니다.

1) 생활습관개선 식사

생활습관개선식사는 포화지방을 줄이고 콜레스테롤이 적게 포함된 음식을 먹는 것입니다. 기준은 하루에 섭취하는 전체 칼로리 중에서 포화지방이 차지하는 칼로리를 7% 미만으로 줄이고, 콜레스테롤의 양은 하루에 200mg 미만으로 줄이는 것입니다.

식사요법을 하면서는 체중이 늘지 않아야 하고 이상적인 체중을 유지해야 합니다. 식사요법을 하고 난 후에도 저밀도지단백 콜레스테롤이 줄어들지 않는다면 수용성 식이섬유를 더 늘려 볼 수 있습니다.

2) 체중 관리

비만이나 과체중이라면 체중을 줄이는 것이 저밀도지단백 콜레스테롤을 효과적으로 감소시키는 방법입니다. 특히 중성지방이 높고 좋은 콜레스테롤인 고밀도지단백 콜레스테롤이 낮게 측정되는 분들에게 더 도움이 됩니다. 허리둘레가 남자 90cm, 여자 80cm 이상인 분들은 복부비만이 있는 것인데, 이 경우에도 체중 감량은 저밀도지단백 콜레스테롤을 낮추는데 중요한 역할을 합니다.

3) 신체활동

매일 30분씩 규칙적으로 운동을 하는 것은 모든 사람에게 권장되는 신체활동입니다. 운동을 하게 되면 고밀도지단백 콜레스테롤이 증가하고, 저밀도지단백 콜레스테롤은 감소합니다. 운동은 비만과 허리둘레가 기준 이상으로 높은 분들에게 더욱 효과적입니다.

3. 약물 치료

약물 치료가 필요할 경우에는 바로 약을 먹는 것이 좋습니다. 생활습관 개선을 하고도 조절목표에 도달하지 않는 경우 약을 사용하게 되는데, 이때 생활습관개선은 포기하는 것이 아니라 약물 치료와 함께 가야 합니다. 생활습관개선을 지속하게 되면 약물 용량을 늘리지 않고 가능한 적은 양으로 유지할 수 있는 장점이 있고, 심혈관질환 보호효과가 부가적으로 따라오게 됩니다.

약물의 종류는 여러 가지가 있는데 가장 광범위하게 처방되는 약은 스타틴(statin)입니다. 이것은 저밀도지단백 콜레스테롤 수치를 효과적으로 낮춰 줍니다. 그 외에 니코틴산(nicotinic acid), 파이브레이트, 콜레스테롤 흡수 억제제가 있습니다. 약을 먹어야 하는지, 어떤 약을 먹어야 하는지에 대해서는 의사와 상의하는 것이 좋습니다.

참고

1. 생활습관개선 식사

고지혈증 치료의 기본은 식사요법입니다. 식사요법의 목표는 포화지방과 콜레스테롤 섭취를 줄이고 적절한 체중을 유지할 수 있도록 섭취하는 열량을 조절하는 것입니다. 포화지방을 전체 칼로리의 10%로 할 경우 총콜레스테롤은 평균 5~7% 떨어지며, 7% 미만으로 줄이면 추가로 3~7% 더 줄일 수 있습니다.

콜레스테롤 수치가 높은 사람은 포화지방이나 콜레스테롤을 더 많이 섭취하는 경향이 있으며, 이러한 분들은 포화지방 섭취를 줄이면 뚜렷하게 콜레스테롤 수치가 떨어지는 것을 볼 수 있습니다.

1) 포화지방

콜레스테롤양을 증가시키는 포화지방은 주로 쇠고기, 돼지고기 등 육류와 버터 등의 동물성 지방에 많이 들어있고, 팜유와 코코넛기름과 같은 식물성 기름에도 많이 들어 있습니다. 팜유는 야자 열매에서 짠 기름으로 라면, 과자, 아이스크림, 초콜릿 등 여러 식품에 들어 있습니다. 포화지방은 저밀도지단백 콜로스테롤양을 증가시키므로 고지혈증 식사요법에서 가장 먼저 줄여야 할 항목입니다.

식물성 기름을 원료로 하는 마가린이나 빵, 과자 등을 만들 때 바삭바삭하고 고소한 맛을 내기 위해 사용되는 쇼트닝에는 트랜스 지방

(trans fatty acid)이 많이 들어 있습니다.

트랜스 지방은 저밀도지단백 콜레스테롤양을 증가시키고, 고밀도지단백 콜레스테롤양을 감소시킵니다. 그러므로 트랜스 지방이 많이 함유된 음식은 가능한 적게 섭취하는 것이 좋습니다.

2) 콜레스테롤

콜레스테롤 섭취는 미국의 경우 하루 200mg 미만을, 세계보건기구에서는 하루 300mg 미만 또는 1000칼로리 당 100mg 미만으로 제한하고 있습니다. 콜레스테롤은 육류와 생선류에 비슷한 양이 들어있지만, 육류에는 포화지방이 함께 들어 있으므로 제한할 필요가 있습니다. 새우, 조개 등 갑각류에는 콜레스테롤이 많이 포함되어 있지만, 포화지방이 적기 때문에 너무 많이 섭취하지만 않으면 허용될 수 있습니다. 그러나 계란 노른자와 간은 제한하는 것이 좋습니다.

2. 식품 선택의 구체적인 사례

고지혈증 환자를 위한 치료 식사는 콩 등의 곡류, 채소와 과일, 유제품, 고기와 생선 등 모른 종류의 식품을 다양하게 골고루 먹는 것이 좋습니다. 콜레스테롤양을 감소시키는 식사라고 해서 고기나 생선, 유제품을 완전히 빼고 섭취할 필요는 없습니다. 일반적으로 유제품과 육가공품은 저지방 제품을 선택하고, 고기는 눈에 보이는 기름을 제거한 살코기를 사용하도록 합니다.

1) 콩류

탄수화물, 단백질이 많고 포화지방, 콜레스테롤이 적게 포함되어 있으므로 자유롭게 섭취 할 수 있지만 칼로리가 증가하므로 적당한 양을 정해서 먹도록 합니다.

2) 과일과 채소

과일과 채소는 비타민, 섬유질 무기질이 풍부하므로 권장하는 양을 먹도록 합니다.

3) 저지방 유제품

같은 유제품이더라도 저지방 제품을 선택합니다.

4) 육류와 생선

조리하기 전에 지방을 제거하여 살코기만 사용하도록 합니다. 베이컨이나 소시지, 핫도그, 햄 등은 포화지방과 염분이 많이 포함되어 있으므로, 되도록 먹지 않습니다. 간이나 콩팥, 염통도 콜레스테롤이 많이 포함되어 있으므로 피하는 것이 좋습니다. 닭고기, 칠면조, 오리 등의 가금류는 껍질이나 껍질 아래의 지방층을 제거한 후 먹도록 합니다.

생선은 콜레스테롤이 들어있기는 하지만, 포화지방이 적고 불포화지방이 들어 있으므로 자주 섭취해도 좋습니다. 조개류는 콜레스테롤이 종류에 따라 포함되어 있는 양이 다르므로 가려서 먹도록 합니다. 오징어나 새우는 특히 콜레스테롤이 많이 포함돼 있습니다.

5) 지방과 기름

버터나 돼지기름 등의 동물성 지방은 포화지방뿐만 아니라 콜레스테롤이 많이 들어 있으므로 제한하는 것이 좋습니다. 빵이나 과자, 팝콘, 커피에 넣어먹는 프림과 생크림 등을 만들 때 사용되는 코코넛 기름이나 야자유(팜유) 등은 식물성 기름으로 콜레스테롤은 없지만 포화지방이 많으므로 제한하는 것이 좋습니다.

불포화지방을 함유하고 있는 카놀라유, 옥수수기름, 올리브유, 해바라기유, 콩기름 등은 조리할 때 하루 6~8 작은 찻술 정도만 사용합니다. 빵이나 과자를 바삭바삭하게 만들고 고소한 맛을 내는 쇼트닝이나 마가린이 많이 포함된 음식은 피하는 것이 좋습니다.

6) 달걀

노른자에는 콜레스테롤이 많이 들어 있으므로 하루 300 mg 미만의 콜레스테롤을 섭취하는 경우에는 일주일에 계란 4개, 하루 200mg 미만의 콜레스테롤을 섭취하는 경우에는 일주일에 2개만 사용합니다. 계란 노른자는 케익이나 빵, 과자, 마요네즈 등의 가공식품에도 많이 사용되고 있으므로 가능한 한 적게 먹는 것이 좋습니다.

3. 영양표시제도를 잘 알고 사용하자

포화지방이나 콜레스테롤을 적게 섭취하기 위해서는 눈에 뚜렷하게 보이는 육류의 기름이나 달걀노른자뿐만 아니라, 가공 식품에 원료로 첨가되어 우리 눈에 그 존재가 바로 보이지 않는 경우까지도 생각하여야 합니다. 라면이나 과자, 빵에는 생각보다 많은 양의 포화지방이 포함되어 있으므로, 반드시 제품의 겉면에 적혀있는 영양소 구성표를 살펴보고, 먹을 것을 고르는 지혜를 가져야 합니다.

가공식품의 포장에는 우리가 흔히 알고 있는 유통기한이나 원산지, 원재료 등에 관한 정보 외에도 중요한 정보가 많이 있는데, 그 중의한 가지가 영양표시입니다. 영양표시는 제품 속에 어떠한 영양성분들이 얼마만큼 들어있는지를 표시한 것입니다. 영양표시는 주로 제품의 뒷면에 표로 나타내거나 따로 표시되어 있는데, 열량과 탄수화물, 단백질, 지방, 나트륨 이렇게 5 가지 영양소의 함량과 영양소기준치에 대한 비율(%영양소기준치)이 적혀 있습니다.

여기서 중요한 것이 영양소기준치입니다. 영양소기준치란 하루에 섭취해야 하는 각 영양소들의 권장량을 정해놓은 값인데, %영양소기준치는 바로 이 영양소기준치에 대한 비율을 나타낸 것입니다. 이것만 보아도 하루에 섭취해야 하는 영양소를 얼마만큼 먹었는지 쉽게 알 수 있습니다. 예를 들어 영양표시에 지방10g(12%)으로 표시되어 있다면 이 제품을 다 먹을 경우, 하루에 섭취해야 할 지방의 12%를 먹게 된다는 것을 뜻합니다. 생활습관개선 식사를 실천하려면 당연히 포화지방이 적은 제품을 선택해야 합니다.

1) 외식

외식으로 육류를 먹어야 할 경우에는 포화지방이 많이 포함된 삼겹살, 갈비, 튀긴 닭, 햄버거 등은 피하고, 가능하면 살코기만을 선택해먹도록 합니다. 채소를 의식적으로 많이 먹고, 가능하면 고기 대신 생선류를 선택하는 것도 좋은 방법입니다.

4. 운동

빨리걷기와 같은 유산소운동은 가능하면 매일 30분씩 규칙적으로 합니다. 운동은 심혈관질환의 발생을 예방하고, 사망률을 낮추어 줍니다. 규칙적인 운동은 저밀도지단백 콜레스테롤 수치를 낮출 뿐만 아니라, 몸에 이로운 고밀도지단백 콜레스테롤 수치를 증가시키며, 체중도 감량시켜 줍니다. 운동을 하게 되면 혈압도 떨어지고, 심리적으로도 긍정적인 영향을 주는 효과도 있습니다. 운동은 가능하면 습관화해서 일생 동안 지켜나갈 수 있도록 하는 것이 좋습니다.

유산소운동의 종류에는 빨리걷기(1시간에 6km 정도 갈 수 있는 속도), 조깅, 걷기와 달리기 번갈아 하기, 수영, 자전거 타기, 노젓기운동, 에어로빅 댄스, 미용체조, 줄넘기, 테니스, 스키 등이 있으므로 각자의 형편에 맞게 선택합니다. 이 중에서 빨리걷기가 가장 쉽고, 비용이 들지 않으며 비교적 안전합니다. 운동의 세기는 운동 중 심박수를 이용하여 측정하는데 나이에 따라 정해져 있는 적정심박수를 유지하는 정도로 합니다. 심박수는 손목에서 맥박을 짚어서 1분 동안 몇 번이나 뛰는지 측정하면 쉽게 알 수 있습니다.

5. 습관 교정

습관은 쉽게 고치기가 어렵지만 아래와 같은 습관은 자신이 스스로 되돌아 보고 고쳐나갈 수 있도록 노력하는 것이 중요합니다. 고쳐야 할 습관으로는 다음이 있습니다.

- 무의식적으로 음식을 자꾸 섭취하는 습관
- 충동적인 행동
- 폭음, 폭식과 같은 무절제한 음식 섭취 습관
- 포화지방 또는 콜레스테롤이 많이 들어있는 음식을 주고 섭취하는 습관
- 불안하거나 우울할 때, 스트레스를 받을 때 먹는 것으로 해소하는 습관

6. 특수한 경우의 식사요법

1) 어린이의 식사요법

어린이 고지혈증 예방을 위한 식사요법의 기본 목표는 첫째 정상 성장을 위한 영양 섭취에는 부족함이 없으면서, 둘째 고지혈증을 일으키는 비만을 예방해 정상체중을 유지하고, 셋째 식습관이 형성되는 시기이므로 올바른 생활습관을 형성할 수 있도록 지도하는 것입니다.

비만이나 과체중의 경우에는 열량을 엄격하게 제한하기보다는 운동을 통해 열량을 소모해 체중을 조절하는 것이 좋습니다. 특히 열량이 높은 탄산음료, 설탕, 달콤한 유제품 등의 간식을 줄이고, 피자나 햄버거 등의 맛에 익숙해지지 않도록 제한하는 것이 좋습니다.

2) 노인의 식사요법

노인에서 식사요법의 기본 원칙은 일반 성인과 크게 다르지 않습니다. 나이가 듦에 따라 입맛이 없어 충분한 열량을 섭취하지 못하는 영양불량증이 올 수 있으므로, 음식물을 너무 제한하지 않도록 합니다. 포화지방과 콜레스테롤의 섭취를 줄이고, 단백질을 늘리며 적절한 열량을 섭취해 생활의 활력을 유지하도록 하는 것이 중요합니다. 오랫동안 젖어온 식습관을 갑자기 바꾸거나 익숙하지 않은 새로운 메뉴를 제공하는 것은 음식을 잘 먹지 못하게 하므로 피하는 것이 좋습니다.

3) 임산부를 위한 식사요법

임산부의 식사요법 원칙은 충분한 영양소를 섭취해 태아가 정상적으로 성장하고 발달하도록 도와주는 것이 우선입니다. 임신 전부터 콜레스테롤 수치가 높았던 경우에는 임신 중에도 열량과 지방 섭취를 제한하는 식사요법을 하도록 합니다. 태아의 건강은 임산부의 체중과 관계가 있으므로, 임신기간 동안 체중 증가에 주의를 기울여야 하는데 임신 중 바람직한 체중 증가는 약 10~12.5kg 정도입니다.

환자들이 자주하는 질문

Q. 콜레스테롤 수치가 정상이 되었다고 합니다. 이제 약을 끊어도 되지 않습니까?

A. 조절목표에 도달하였다고 해서 약을 끊지는 마십시오.

약을 먹기 시작하면 저밀도지단백 콜레스테롤 수치가 떨어지게 되는데, 조절목표에 도달하였다고 해서 안심하고 약을 끊으면 안 됩니다. 많은 분들이 스스로의 판단에 따라 약을 끊는 경우가 있는데, 약을 끊게 되면 콜레스테롤 수치는 약을 먹기 이전의 상태로 돌아가게 됩니다.

물론 식사요법과 체중감량, 운동과 같은 생활습관개선 치료를 꾸준히 했다면, 콜레스테롤 수치를 조절목표에 맞게 조절할 수도 있습니다. 그러나 대다수의 경우에 약을 끊으면 콜레스테롤 수치는 상승하고, 콜레스테롤 수치가 올라가면 심혈관질환의 위험도 증가합니다. 따라서 고지혈증 치료 약물은 끊지 않고 장기간 복용해야 합니다. 예를 들어 고혈압 치료를 위해 고혈압 약을 복용하는 분들이 약을 끊으면 혈압이 다시 올라가고, 혈압이 조절되지 않는 동안 고혈압에 따른 합병증이 새로 발생하거나 더 진행하는 것과 같은 원리입니다.

Q. 약을 오래 먹으면 중독이 되거나 내성이 생기지 않습니까?

A. 고지혈증 치료에 사용되는 약물은 매우 안전한 편입니다. 부작용은 대부분 약을 먹기 시작한 초기에 나타나므로, 약물 치료를 시작한 초기에는 간기능 검사를 비롯한 몇 가지 검사를 받아 보는 것이 좋습니다. 고지혈증 약은 오래 동안 복용해도 중독되는 일은 없습니다. 또한 내성이 생기지도 않습니다.

Q. 당뇨병으로 여러 가지 약을 이미 먹고 있습니다. 고지혈증 약까지 먹으려니 너무 부담이 됩니다.

A. 당뇨병은 의학적으로 협심증이 있거나 과거에 심근경색증을 앓았던 분과 똑같은 위험을 가진 것으로 간주합니다. 저밀도지단백 콜레스테롤 조절목표도 다른 위험군보다 엄격해서 100mg/dL 미만으로 지정하고 있습니다. 요즘에는 그보다 더 낮추어서 70mg/dL까지 낮추어야 한다는 주장이 공감을 얻고 있습니다.

참고문헌

1장

J. Fashner, K. Ericson, and S. Werner, "Treatment of the common cold in children and adults," Am Fam Physician, vol. 86, no. 2, pp. 153–159, Jul. 2012.

U. Gröber, J. Spitz, J. Reichrath, K. Kisters, and M. F. Holick, "Vitamin D: Update 2013: From rickets prophylaxis to general preventive healthcare," Dermatoendocrinol, vol. 5, no. 3, pp. 331–347, Jun. 2013.

P. Bergman, A. U. Lindh, L. Björkhem-Bergman, and J. D. Lindh, "Vitamin D and Respiratory Tract Infections: A Systematic Review and Meta-Analysis of Randomized Controlled Trials," PLoS ONE, vol. 8, no. 6, p. e65835, 2013.

Bergman, Peter, Asa U. Lindh, Linda Björkhem-Bergman, and Jonatan D. Lindh. "Vitamin D and Respiratory Tract Infections: A Systematic Review and Meta-Analysis of Randomized Controlled Trials." PloS One 8, no. 6 (2013): e65835.

G. J. Leyer, S. Li, M. E. Mubasher, C. Reifer, and A. C. Ouwehand, "Probiotic effects on cold and influenza- like symptom incidence and duration in children," Pediatrics, vol. 124, no. 2, pp. e172-179, Aug. 2009.

R. Nahas and A. Balla, "Complementary and alternative medicine for prevention and treatment of the common cold," Can Fam Physician, vol. 57, no. 1, pp. 31–36, Jan. 2011.

M. Singh and R. R. Das, "Zinc for the common cold," Cochrane Database Syst Rev, no. 6, p. CD001364, Jun. 2013.

O. Oduwole, M. M. Meremikwu, A. Oyo-Ita, and E. E. Udoh, "Honey for acute cough in children," Cochrane Database Syst Rev, no. 3, p. CD007094, Mar. 2012.

Effect of honey, dextromethorphan, and no treatment on nocturnal cough and sleep quality for coughing children and their parents. Arch Pediatr Adolesc Med. 2007161(12):1140-1146.

Dagfinn Aune et al., "Dietary Fibre, Whole Grains, and Risk of Colorectal Cancer: Systematic Review and Dose-Response Meta-Analysis of Prospective Studies", BMJ (Clinical Research Ed.) 343 (November 10, 2011): d6617.

Aasma Shaukat, Nicole Scouras, and Holger J. Schüunemann, "Role of Supplemental Calcium in the Recurrence of Colorectal Adenomas: A Metaanalysis of Randomized Controlled Trials", The American Journal of Gastroenterology 100, no. 2 (February 2005): 390–94.

D. Aune et al., "Dairy Products and Colorectal Cancer Risk: A Systematic Review and Meta-Analysis of Cohort Studies", Annals of Oncology: Official Journal of the European Society for Medical Oncology 23, no. 1 (January 2012): 37–45.

Susanna C. Larsson, Nicola Orsini, and Alicja Wolk, "Vitamin B6 and Risk of Colorectal Cancer: A Meta-Analysis of Prospective Studies", JAMA 303, no. 11 (March 17, 2010): 1077–83.

Aune, Dagfinn, Rosa Lau, Doris S. M. Chan, Rui Vieira, Darren C. Greenwood, Ellen Kampman, and Teresa Norat. "Nonlinear Reduction in Risk for Colorectal Cancer by Fruit and Vegetable Intake Based on Meta-Analysis of Prospective Studies." Gastroenterology 141, no. 1 (July 1, 2011): 106–18.

Peter M. Rothwell et al., "Effect of Daily Aspirin on Long-Term Risk of Death Due to Cancer: Analysis of Individual Patient Data from Randomised Trials", Lancet (London, England) 377, no. 9759 (January 1, 2011): 31–41.

http://www.cvriskcalculator.com

Cameron, Melainie, Joel J. Gagnier, and Sigrun Chrubasik. "Herbal Therapy for Treating Rheumatoid Arthritis." The Cochrane Database of Systematic Reviews, no.

2 (February 16, 2011): CD002948.

Cameron, Melainie, Joel J. Gagnier, Christine V. Little, Tessa J. Parsons, Anette Blümle, and Sigrun Chrubasik. "Evidence of Effectiveness of Herbal Medicinal Products in the Treatment of Arthritis. Part 2: Rheumatoid Arthritis." Phytotherapy Research: PTR 23, no. 12 (December 2009): 1647–62.

2장

https://terms.naver.com/entry.nhn?docId=2165020&cid=51004&categoryId=51004

N Engl J Med. 1997 Apr 17; 336(16): 1117-24. A clinical trial of the effects of dietary patterns on blood pressure. DASH Collaborative Research Group. Appel LJ

N Engl J Med. 1997 Apr 17, A clinical trial of the effects of dietary patterns on blood pressure. DASH Collaborative Research Group.

http://www.mayoclinic.org/healthy-living/nutrition-and-healthy-eating/in-depth/dash-diet/art-20047110

Hypertension, 2014 May 5, Mediterranean diet reduces 24-hour ambulatory blood pressure, blood glucose, and lipids: one-year randomized, clinical trial., Domenech M

Am J Med. 2011 Sep., meta-analysis comparing Mediterranean to low-fat diets for modification of cardiovascular risk factors., Nordmann AJ

Am J Clin Nutr. 2012 May Effects of vitamin C supplementation on blood pressure: a meta-analysis of randomized controlled trials.

J Nutr. 2013 Jun, Inorganic nitrate and beetroot juice supplementation reduces blood pressure in adults: a systematic review and meta-analysis.

The EFSA Journal, 2008 , Nitrate in vegetables Scientific Opinion of the Panel on Contaminants in the Food chain

Effect of oral l-arginine supplementation on blood pressure: A meta-analysis of randomized, double-blind, placebocontrolled trials, AHJ, 2011, Jia-Yi Dong.

Dong, Jia-Yi, Ignatius M. Y. Szeto, Kimmo Makinen, Qiutao Gao, Junkuan Wang, Li-Qiang Qin, and Youyou Zhao. "Effect of Probiotic Fermented Milk on Blood Pressure: A Meta-Analysis of Randomised Controlled Trials." The British Journal of Nutrition 110, no. 7 (October 2013): 1188–94.

Edzard Schwedhelm et al., "Pharmacokinetic and Pharmacodynamic Properties of Oral L-Citrulline and L-Arginine: Impact on Nitric Oxide Metabolism," British Journal of Clinical Pharmacology 65, no. 1 (January 2008): 51–59.

P. K. Whelton and J. He, "Potassium in Preventing and Treating High Blood Pressure," Seminars in Nephrology 19, no. 5 (September 1999): 494–99.

Br J Nutr. 2013 Oct110(7):1188-94. doi: 10.1017/S0007114513001712. Epub 2013 Jul 3. Effect of probiotic fermented milk on blood pressure: a meta-analysis of randomised controlled trials. Dong JY

Wu, Sheng Hui, Suzanne C. Ho, and Liu Zhong. "Effects of Vitamin D Supplementation on Blood Pressure." Southern Medical Journal 103, no. 8 (August 2010): 729–37.

Naghmeh Mirhosseini et al., "The Effect of Improved Serum 25-Hydroxyvitamin D Status on Glycemic Control in Diabetic Patients: A Meta-Analysis," The Journal of Clinical Endocrinology & Metabolism 102, no. 9 (September 1, 2017): 3097–3110.

https://www.thehindu.com/sci-tech/science/cocoa-a-tonic-for-cognition-and-memory-retention/article19240384.ece

David L. Katz, Kim Doughty, and Ather Ali, "Cocoa and Chocolate in Human Health and Disease," Antioxidants & Redox Signaling 15, no. 10 (November 15, 2011): 2779–2811.

Joanna Oracz, Dorota Zyzelewicz, and Ewa Nebesny, "The Content of Polyphenolic Compounds in Cocoa Beans (Theobroma Cacao L.), Depending on Variety,

Growing Region, and Processing Operations: A Review," Critical Reviews in Food Science and Nutrition 55, no. 9 (2015): 1176–92.

Vanessa Perez and Ellen T. Chang, "Sodium-to-Potassium Ratio and Blood Pressure, Hypertension, and Related Factors," Advances in Nutrition (Bethesda, Md.) 5, no. 6 (November 2014): 712–41.

South Med J. 2010 Aug;103(8):729-37. doi: 10.1097/SMJ.0b013e3181e6d389. Effects of vitamin D supplementation on blood pressure. Wu SH

J Clin Endocrinol Metab. 2001 Apr86(4):1633-7. Effects of a short-term vitamin D(3) and calcium supplementation on blood pressure and parathyroid hormone levels in elderly women. Pfeifer M.

Alberti KG. Impaired glucose tolerance: fact or fiction. Diabet Med 1996;13(3 Suppl 2):S6-S8

Diabetes Care, Sep 2011; 34(9): 2116–2122.,cAug 19, 2011, Magnesium Intake and Risk of Type 2 Diabetes, Meta-analysis of prospective cohort studies, Jia-Yi Dong.

http://kin.naver.com/qna/detail.nhn?d1id=7&dirId=7010106&docId=8107038 0&qb=66mU7Yq47Y+s66+8IO2aqOqzvCBoYmExYyAl&enc=utf8&section= kin&rank=1&search_sort=0&spq=0&pid=SZ30CF5Y7vVssaLwAuhsssssssC- 385546&sid=VE3zQXJvLC8AAE4OphM

Trace Elem Med Biol. 2013 Apr;27(2):137-42. doi: 10.1016/j.jtemb.2012.08.001. Epub 2012 Nov 6, Zinc and glycemic control: a meta-analysis of randomised placebo controlled supplementation trials in humans.,Capdor J

E. Viguiliouk et al., "Effect of Tree Nuts on Glycemic Control in Diabetes: A Systematic Review and Meta-Analysis of Randomized Controlled Dietary Trials," PLOS ONE, vol. 9, no. 7, p. e103376, 30 2014.

PLoS One. 2014 Sep 29, The effect of ginseng (the genus panax) on glycemic control: a systematic review and metaanalysis of randomized controlled clinical trials. ,Shishtar E http://www.ncbi.nlm.nih.gov/pubmed/10977009

Vidal-Casariego et al., Valero-Zanuy, L. M. Luengo-Pérez, and C. Cuerda-Compés. 2013. "Metabolic Effects of L-Carnitine on Type 2 Diabetes Mellitus: Systematic Review and Meta-Analysis." Experimental and Clinical Endocrinology & Diabetes: Official Journal, German Society of Endocrinology [and] German Diabetes Association 121 (4): 234–38. https://doi.org/10.1055/s-0033-1333688.

Mario Siervo et al., "Effects of the Dietary Approach to Stop Hypertension (DASH) Diet on Cardiovascular Risk Factors: A Systematic Review and Meta-Analysis," The British Journal of Nutrition 113, no. 1 (January 14, 2015): 1–15, https://doi.org/10.1017/S0007114514003341.

Jones, Mitchell L., Christopher J. Martoni, Mathieu Parent, and Satya Prakash. "Cholesterol-Lowering Efficacy of a Microencapsulated Bile Salt Hydrolase-Active Lactobacillus Reuteri NCIMB 30242 Yoghurt Formulation in Hypercholesterolaemic Adults." The British Journal of Nutrition 107, no. 10 (May 2012): 1505–13.

Guo, Z., X. M. Liu, Q. X. Zhang, Z. Shen, F. W. Tian, H. Zhang, Z. H. Sun, H. P. Zhang, and W. Chen. "Influence of Consumption of Probiotics on the Plasma Lipid Profile: A Meta-Analysis of Randomised Controlled Trials." Nutrition, Metabolism, and Cardiovascular Diseases: NMCD 21, no. 11 (November 2011): 844–50.

http://casamama.co.kr/tt0306.htm

http://www.who.int/news-room/fact-sheets/detail/healthy-diet

Karen Rees et al., "'Mediterranean' Dietary Pattern for the Primary Prevention of Cardiovascular Disease," The Cochrane Database of Systematic Reviews, no. 8 (August 12, 2013): CD009825. https://doi.org/10.1002/14651858.CD009825.pub2

Mario Siervo et al., "Effects of the Dietary Approach to Stop Hypertension (DASH) Diet on Cardiovascular Risk Factors: A Systematic Review and Meta-Analysis," The British Journal of Nutrition 113, no. 1 (January 14, 2015): 1–15.

C. E. Friedberg et al., "Fish Oil and Glycemic Control in Diabetes. A Meta-Analysis,"

Diabetes Care 21, no. 4 (April 1998): 494–500.

Guy D. Eslick et al., "Benefits of Fish Oil Supplementation in Hyperlipidemia: A Systematic Review and Meta-Analysis," International Journal of Cardiology 136, no. 1 (July 24, 2009): 4–16.

Michael A. Leslie et al., "A Review of the Effect of Omega-3 Polyunsaturated Fatty Acids on Blood Triacylglycerol Levels in Normolipidemic and Borderline Hyperlipidemic Individuals," Lipids in Health and Disease 14 (June 6, 2015): 53.

https://www.getfish.com.au/recipes/valentines-day-dinner-baked-salmon-recipe

Theodora Psaltopoulou et al., "Mediterranean Diet, Stroke, Cognitive Impairment, and Depression: A Meta-Analysis," Annals of Neurology 74, no. 4 (October 2013): 580–91.

Rosa Casas et al., "The Effects of the Mediterranean Diet on Biomarkers of Vascular Wall Inflammation and Plaque Vulnerability in Subjects with High Risk for Cardiovascular Disease. A Randomized Trial," PloS One 9, no. 6 (2014): e100084.

Wen-Harn Pan et al., "Intake of Potassium- and Magnesium-Enriched Salt Improves Functional Outcome after Stroke: A Randomized, Multicenter, Double-Blind Controlled Trial," The American Journal of Clinical Nutrition 106, no. 5 (November 2017): 1267–73.

Su Yeoun Lee et al, Potassium intake of Korean adults: Based on 2007~2010 Korea National Health and Nutrition Examination Survey, J Nutr Health. 2017 Feb.

http://www.hankookilbo.com/v/ff4e8133c15a4464ade0e5e3523dcb68

https://www.popsugar.com.au/fitness/Avocado-Banana-Smoothie-37429658

『파워푸드 슈퍼푸드』, 박명윤·이건순·박선주, 2010. 12. 11, 푸른행복

Zhizhong Zhang et al., "Quantitative Analysis of Dietary Protein Intake and Stroke Risk," Neurology 83, no. 1 (July 1, 2014): 19–25.

Susanna C. Larsson, Nicola Orsini, and Alicja Wolk, "Long-Chain Omega-3

Polyunsaturated Fatty Acids and Risk of Stroke: A Meta-Analysis," European Journal of Epidemiology 27, no. 12 (December 2012): 895–901.

Zheng, Xin-Xin, Yan-Lu Xu, Shao-Hua Li, Xu-Xia Liu, Rutai Hui, and Xiao-Hong Huang. "Green Tea Intake Lowers Fasting Serum Total and LDL Cholesterol in Adults: A Meta-Analysis of 14 Randomized Controlled Trials." The American Journal of Clinical Nutrition 94, no. 2 (August 2011): 601–10.

Taku, Kyoko, Keizo Umegaki, Yoko Sato, Yuko Taki, Kaori Endoh, and Shaw Watanabe. "Soy Isoflavones Lower Serum Total and LDL Cholesterol in Humans: A Meta-Analysis of 11 Randomized Controlled Trials." The American Journal of Clinical Nutrition 85, no. 4 (April 2007): 1148–56.

Zhan, Siyan, and Suzanne C. Ho. "Meta-Analysis of the Effects of Soy Protein Containing Isoflavones on the Lipid Profile." The American Journal of Clinical Nutrition 81, no. 2 (February 2005): 397–408.

http://synapse.koreamed.org/Synapse/Data/PDFData/0165JKSM/jksm-18-163.pdf

Mattias Ekstedt et al., "Long-Term Follow-up of Patients with NAFLD and Elevated Liver Enzymes," Hepatology (Baltimore, Md.) 44, no. 4 (October 2006): 865–73

Adnan Said and Ahmed Akhter, "Meta-Analysis of Randomized Controlled Trials of Pharmacologic Agents in Non-Alcoholic Steatohepatitis," Annals of Hepatology 16, no. 4 (August 2017): 538–47

Donald Berry, J. Kyle Wathen, and Margaret Newell, "Bayesian Model Averaging in Meta-Analysis: Vitamin E Supplementation and Mortality," Clinical Trials (London, England) 6, no. 1 (February 2009): 28–41.

J. E. Packer, T. F. Slater, and R. L. Willson, "Direct Observation of a Free Radical Interaction between Vitamin E and Vitamin C," Nature 278, no. 5706 (April 19, 1979): 737–38.

Yan-Yan Ma et al., "Effects of Probiotics on Nonalcoholic Fatty Liver Disease: A Meta-Analysis," World Journal of Gastroenterology : WJG19, no. 40 (October 28, 2013):

6911–18.

https://www.livestrong.com/article/181692-milk-thistle-and-liver-enzymes/

http://www.paulagrainger.com/blog/150

Chan Wah Kheong, Nik Raihan Nik Mustapha, and Sanjiv Mahadeva, ""A
    Randomized Trial of Silymarin for the Treatment of Nonalcoholic Steatohepatitis,""
    Clinical Gastroenterology and Hepatology: The Official Clinical Practice Journal of
    the American Gastroenterological Association 15, no. 12 (December 2017): 1940-
    1949.e8,

Luminita Voroneanu et al., ""Silymarin in Type 2 Diabetes Mellitus:A Systematic
    Review and Meta-Analysis of Randomized Controlled Trials,"" Journal of Diabetes
    Research 2016 (2016): 5147468,

http://terms.naver.com/entry.nhn?docId=777225&cid=42776&categoryId=42783#TAB
    LE_OF_CONTENT3

Salehi-Abargouei, Amin, Zahra Maghsoudi, Fatemeh Shirani, and Leila Azadbakht.
    "Effects of Dietary Approaches to Stop Hypertension (DASH)-Style Diet on Fatal
    or Nonfatal Cardiovascular Diseases--Incidence: A Systematic Review and Meta-
    Analysis on Observational Prospective Studies." Nutrition (Burbank, Los Angeles
    County, Calif.) 29, no. 4 (April 2013): 611–18.

Aburto, Nancy J., Sara Hanson, Hialy Gutierrez, Lee Hooper, Paul Elliott, and
    Francesco P. Cappuccio. "Effect of Increased Potassium Intake on Cardiovascular
    Risk Factors and Disease: Systematic Review and Meta-Analyses." BMJ (Clinical
    Research Ed.) 346 (April 3, 2013): f1378.

Aburto, Nancy J., Anna Ziolkovska, Lee Hooper, Paul Elliott, Francesco P. Cappuccio,
    and Joerg J. Meerpohl. "Effect of Lower Sodium Intake on Health: Systematic
    Review and Meta-Analyses." BMJ (Clinical Research Ed.) 346 (April 3, 2013): f1326.

R. Nahas and A. Balla, "Complementary and alternative medicine for prevention and
    treatment of the common cold," Can Fam Physician, vol. 57, no. 1, pp. 31–36, Jan.

M. Singh and R. R. Das, "Zinc for the common cold," Cochrane Database Syst Rev, no. 6, p. CD001364, Jun. 2013.

O. Oduwole, M. M. Meremikwu, A. Oyo-Ita, and E. E. Udoh, "Honey for acute cough in children," Cochrane Database Syst Rev, no. 3, p. CD007094, Mar. 2012.

H. A. Cohen et al., "Effect of honey on nocturnal cough and sleep quality: a double-blind, randomized, placebo-controlled study," Pediatrics, vol. 130, no. 3, pp. 465–471, Sep. 2012.

Effect of honey, dextromethorphan, and no treatment on nocturnal cough and sleep quality for coughing children and parents. Arch Pediatr Adolesc Med. 2007161(12):1140-1146.

Pavelka, Karel, Philippe Coste, Pál Géher, and Gerhard Krejci. "Efficacy and Safety of Piascledine 300 versus Chondroitin Sulfate in a 6 Months Treatment plus 2 Months Observation in Patients with Osteoarthritis of the Knee." Clinical Rheumatology 29, no. 6 (June 2010): 659–70.

Christensen, R., E. M. Bartels, A. Astrup, and H. Bliddal. "Symptomatic Efficacy of Avocado-Soybean Unsaponifiables (ASU) in Osteoarthritis (OA) Patients: A Meta-Analysis of Randomized Controlled Trials." Osteoarthritis and Cartilage 16, no. 4 (April 2008): 399–408.

Maheu, Emmanuel, Christian Cadet, Marc Marty, Dominique Moyse, Isabelle Kerloch, Philippe Coste, Maxime Dougados, et al. "Randomised, Controlled Trial of Avocado-Soybean Unsaponifiable (Piascledine) Effect on Structure Modification in Hip Osteoarthritis: The ERADIAS Study." Annals of the Rheumatic Diseases 73, no. 2 (February 2014): 376–84.

"Oral Herbal Therapies for Treating Osteoarthritis. - PubMed - NCBI." Accessed April 22, 2019.

Cameron, Melainie, Joel J. Gagnier, Christine V. Little, Tessa J. Parsons, Anette Blümle, and Sigrun Chrubasik. "Evidence of Effectiveness of Herbal Medicinal Products in the Treatment of Arthritis. Part 2: Rheumatoid Arthritis." Phytotherapy Research: PTR 23, no. 12 (December 2009): 1647–62.

Aune, Dagfinn, Rosa Lau, Doris S. M. Chan, Rui Vieira, Darren C. Greenwood, Ellen Kampman, and Teresa Norat. "Nonlinear Reduction in Risk for Colorectal Cancer by Fruit and Vegetable Intake Based on Meta-Analysis of Prospective Studies." Gastroenterology 141, no. 1 (July 2011): 106–18.

3장

Weixiong Liao et al., "Proteomic Analysis of Synovial Fluid in Osteoarthritis Using SWATHmass Spectrometry," Molecular Medicine Reports 17, no. 2 (February 2018): 2827–36.

R. Christensen et al., "Symptomatic Efficacy of Avocado- Soybean Unsaponifiables (ASU) in Osteoarthritis (OA) Patients: A Meta-Analysis of Randomized Controlled Trials," Osteoarthritis and Cartilage 16, no. 4 (April 2008): 399–408.

Clarke, G., J. F. Cryan, T. G. Dinan, and E. M. Quigley. "Review Article: Probiotics for the Treatment of Irritable Bowel Syndrome--Focus on Lactic Acid Bacteria." Alimentary Pharmacology & Therapeutics 35, no. 4 (February 2012): 403–13.

Xiaoqian Liu et al., "Dietary Supplements for Treating Osteoarthritis: A Systematic Review and Meta-Analysis," British Journal of Sports Medicine 52, no. 3 (February 2018): 167–75.

Gut. 2010 Mar;59(3):325-32. doi: 10.1136/gut.2008.167270. Epub 2008 Dec 17. The efficacy of probiotics in the treatment of irritable bowel syndrome: a systematic review.

T. E. McAlindon et al., "OARSI Guidelines for the Non-Surgical Management of Knee

Osteoarthritis," Osteoarthritis and Cartilage 22, no. 3 (March 2014): 363–88.

World Health Organization. WHO scientific group on the assessment of osteoporosis at the primary health care level: summary meeting report. Brussels, Belgium; May 5–7, 2004. Geneva, Switzerland: World Health Organization; 2007.

『대한골대사학회 가이드라인』, 2015

L. Baeksgaard, K. P. Andersen, and L. Hyldstrup, "Calcium and Vitamin D Supplementation Increases Spinal BMD in Healthy, Postmenopausal Women," Osteoporosis International: A Journal Established as Result of Cooperation between the European Foundation for Osteoporosis and the National Osteoporosis Foundation of the USA 8, no. 3 (1998): 255–60.

Mark J. Bolland et al., "Calcium Intake and Risk of Fracture: Systematic Review," BMJ (Clinical Research Ed.) 351 (September 29, 2015): h4580.

Heike A. Bischoff-Ferrari et al., "Fracture Prevention with Vitamin D Supplementation: A Meta-Analysis of Randomized Controlled Trials," JAMA 293, no. 18 (May 11, 2005): 2257–64.

https://timesofindia.indiatimes.com/life-style/health-fitness/do-this-to-mushrooms-to-increase-their-vitamin-d-content/70-per-cent-indians-are-vitamin-d-deficient/photostory/60082474.cms

Ian R. Reid, Mark J. Bolland, and Andrew Grey, "Effects of Vitamin D Supplements on Bone Mineral Density: A Systematic Review and Meta-Analysis," Lancet (London, England) 383, no. 9912 (January 11, 2014): 146–55.

Anneka Elizabeth Antoniak and Carolyn A. Greig, "The Effect of Combined Resistance Exercise Training and Vitamin D3 Supplementation on Musculoskeletal Health and Function in Older Adults: A Systematic Review and Meta-Analysis," BMJ Open 7, no. 7 (July 20, 2017): e014619.

Hongmei Wu et al., "Effect of Beta-Hydroxy-Beta-Methylbutyrate Supplementation on Muscle Loss in Older Adults: A Systematic Review and Meta-Analysis," Archives of Gerontology and Geriatrics 61, no. 2 (October 2015): 168–75.

Mariangela Rondanelli et al., "Whey Protein, Amino Acids, and Vitamin D Supplementation with Physical Activity Increases Fat-Free Mass and Strength, Functionality, and Quality of Life and Decreases Inflammation in Sarcopenic Elderly," The American Journal of Clinical Nutrition 103, no. 3 (March 2016): 830–40.

https://www.iofbonehealth.org/whos-risk-0

Davis, Courtney, Janet Bryan, Jonathan Hodgson, and Karen Murphy. "Definition of the Mediterranean Diet: A Literature Review." Nutrients 7, no. 11 (November 5, 2015): 9139–53.

「대장암 권진 권고안」, 대한의사협회지, 2015.

「한국 노령층의 전립선비대증 유병률: 지역기반 연구」, 대한비뇨기과학회지, 2009.

「위암 검진 권고안」, 대한의사협회지, 2015.

Kromhout, D., A. Menotti, B. Bloemberg, C. Aravanis, H. Blackburn, R. Buzina, A. S. Dontas, F. Fidanza, S. Giampaoli, and A. Jansen. "Dietary Saturated and Trans Fatty Acids and Cholesterol and 25-Year Mortality from Coronary Heart Disease: The Seven Countries Study." Preventive Medicine 24, no. 3 (May 1995): 308–15.

Kromhout, D., A. Keys, C. Aravanis, R. Buzina, F. Fidanza, S. Giampaoli, A. Jansen, A. Menotti, S. Nedeljkovic, and M. Pekkarinen. "Food Consumption Patterns in the 1960s in Seven Countries." The American Journal of Clinical Nutrition 49, no. 5 (May 1989): 889–94.

Vasara, Eleni, Georgios Marakis, Joao Breda, Petros Skepastianos, Maria Hassapidou, Anthony Kafatos, Nikolaos Rodopaios, Alexandra A. Koulouri, and Francesco P. Cappuccio. "Sodium and Potassium Intake in Healthy Adults in Thessaloniki Greater Metropolitan Area-The Salt Intake in Northern Greece (SING) Study." Nutrients 9, no. 4 (April 22, 2017).

4장

https://news.sbs.co.kr/news/endPage.do?news_id=N1004446460

https://www.msn.com/ko-kr/entertainment/tv/%E2%80%98%EB%82%B4-%EB
%AA%B8-%ED%94%8C%EB%9F%AC%EC%8A%A4%E2%80%99-%EB%85%
B8%EB%8B%88-%ED%9A%A8%EB%8A%A5-%EB%B0%8F-%EB%B6%80%EC%9E%9
1%EC%9A%A9%EC%9D%80%E2%80%A6%EA%B3%BC%EB%8B%A4%EC%84%AD
%EC%B7%A8%EB%8A%94-%EA%B8%88%EB%AC%BC/ar-BBOwYfT

https://gradium.co.kr/brazil-nut-benefits/

Brenner, Darren M., Matthew J. Moeller, William D. Chey, and Philip S. Schoenfeld.
"The Utility of Probiotics in the Treatment of Irritable Bowel Syndrome: A
Systematic Review." The American Journal of Gastroenterology 104, no. 4 (April
2009): 1033–49; quiz 1050.

Hao, Qiukui, Zhenchan Lu, Bi Rong Dong, Chang Quan Huang, and Taixiang Wu.
"Probiotics for Preventing Acute Upper Respiratory Tract Infections." The Cochrane
Database of Systematic Reviews, no. 9 (September 7, 2011): CD006895.

Allen, Stephen J., Elizabeth G. Martinez, Germana V. Gregorio, and Leonila F. Dans.
"Probiotics for Treating Acute Infectious Diarrhoea." The Cochrane Database of
Systematic Reviews, no. 11 (November 10, 2010): CD003048.

Szajewska, Hania, Marek Ruszczynski, and Andrzej Radzikowski. "Probiotics in the
Prevention of Antibiotic-Associated Diarrhea in Children: A Meta-Analysis of
Randomized Controlled Trials." The Journal of Pediatrics 149, no. 3 (September
2006): 367–72.

Hickson, Mary, Aloysius L. D'Souza, Nirmala Muthu, Thomas R. Rogers, Susan Want,
Chakravarthi Rajkumar, and Christopher J. Bulpitt. "Use of Probiotic Lactobacillus
Preparation to Prevent Diarrhoea Associated with Antibiotics: Randomised Double
Blind Placebo Controlled Trial." BMJ (Clinical Research Ed.) 335, no. 7610 (July 14,
2007): 80.

Kim, Soo-Ok, Young-Mi Ah, Yun Mi Yu, Kyung Hee Choi, Wan-Gyoon Shin, and Ju-Yeun Lee. "Effects of Probiotics for the Treatment of Atopic Dermatitis: A Meta-Analysis of Randomized Controlled Trials." Annals of Allergy, Asthma & Immunology: Official Publication of the American College of Allergy, Asthma, & Immunology 113, no. 2 (August 2014): 217–26.

Rosenfeldt, Vibeke, Eva Benfeldt, Susanne Dam Nielsen, Kim Fleischer Michaelsen, Dorthe Lisbeth Jeppesen, Niels Henrik Valerius, and Anders Paerregaard. "Effect of Probiotic Lactobacillus Strains in Children with Atopic Dermatitis." The Journal of Allergy and Clinical Immunology 111, no. 2 (February 2003): 389–95.

Marshall, John K., Marroon Thabane, A. Hillary Steinhart, Jamie R. Newman, Anju Anand, and E. Jan Irvine. "Rectal 5-Aminosalicylic Acid for Maintenance of Remission in Ulcerative Colitis." The Cochrane Database of Systematic Reviews 11 (November 14, 2012): CD004118.

Biancuzzo, Rachael M., Azzie Young, Douglass Bibuld, Mona H. Cai, Michael R. Winter, Ellen K. Klein, Allen Ameri, et al. "Fortification of Orange Juice with Vitamin D(2) or Vitamin D(3) Is as Effective as an Oral Supplement in Maintaining Vitamin D Status in Adults." The American Journal of Clinical Nutrition 91, no. 6 (June 2010): 1621–26.

Bjelakovic, Goran, Lise Lotte Gluud, Dimitrinka Nikolova, Kate Whitfield, Jørn Wetterslev, Rosa G. Simonetti, Marija Bjelakovic, and Christian Gluud. "Vitamin D Supplementation for Prevention of Mortality in Adults." Cochrane Database of Systematic Reviews, no. 1 (2014).

"Fall Prevention with Supplemental and Active Forms of Vitamin D: A Meta-Analysis of Randomised Controlled Trials. - PubMed - NCBI." Accessed April 22, 2019.

Bischoff-Ferrari, Heike A., Walter C. Willett, Endel J. Orav, Endel J. Oray, Paul Lips, Pierre J. Meunier, Ronan A. Lyons, et al. "A Pooled Analysis of Vitamin D Dose Requirements for Fracture Prevention." The New England Journal of Medicine 367, no. 1 (July 5, 2012): 40–49.

Witham, Miles D., M. Adnan Nadir, and Allan D. Struthers. "Effect of Vitamin D on Blood Pressure: A Systematic Review and Meta-Analysis." Journal of Hypertension 27, no. 10 (October 2009): 1948–54.

Forman, John P., Jamil B. Scott, Kimmie Ng, Bettina F. Drake, Elizabeth Gonzalez Suarez, Douglas L. Hayden, Gary G. Bennett, et al. "Effect of Vitamin D Supplementation on Blood Pressure in Blacks." Hypertension (Dallas, Tex.: 1979) 61, no. 4 (April 2013): 779–85.

Urashima, Mitsuyoshi, Takaaki Segawa, Minoru Okazaki, Mana Kurihara, Yasuyuki Wada, and Hiroyuki Ida. "Randomized Trial of Vitamin D Supplementation to Prevent Seasonal Influenza A in Schoolchildren." The American Journal of Clinical Nutrition 91, no. 5 (May 2010): 1255–60.

『2015 한국인 영양소 섭취기준』, 보건복지부·한국영양학회, 2015

Nielsen FH. Magnesium, inflammation, and obesity in chronic disease. Nutr Rev. 2010;68:333–40.

Kass, L., J. Weekes, and L. Carpenter. "Effect of Magnesium Supplementation on Blood Pressure: A Meta-Analysis." European Journal of Clinical Nutrition 66, no. 4 (April 2012): 411–18.

Hruby, Adela, James B. Meigs, Christopher J. O'Donnell, Paul F. Jacques, and Nicola M. McKeown. "Higher Magnesium Intake Reduces Risk of Impaired Glucose and Insulin Metabolism and Progression from Prediabetes to Diabetes in Middle-Aged Americans." Diabetes Care 37, no. 2 (February 2014): 419–27.

Mooren, F. C., K. Krüger, K. Völker, S. W. Golf, M. Wadepuhl, and A. Kraus. "Oral Magnesium Supplementation Reduces Insulin Resistance in Non-Diabetic Subjects - a Double-Blind, Placebo-Controlled, Randomized Trial." Diabetes, Obesity & Metabolism 13, no. 3 (March 2011): 281–84.

Song, Y., K. He, E. B. Levitan, J. E. Manson, and S. Liu. "Effects of Oral Magnesium Supplementation on Glycaemic Control in Type 2 Diabetes: A Meta-Analysis of

Randomized Double-Blind Controlled Trials." Diabetic Medicine: A Journal of the British Diabetic Association 23, no. 10 (October 2006): 1050–56.

M. Nissensohn et al., "Effect of Zinc Intake on Growth in Infants: A Meta-Analysis," Critical Reviews in Food Science and Nutrition 56, no. 3 (2016): 350–63.

Wai Yee Wong et al., "Effects of Folic Acid and Zinc Sulfate on Male Factor Subfertility: A Double-Blind, Randomized, Placebo-Controlled Trial," Fertility and Sterility 77, no. 3 (March 2002): 491–98.

Am J Clin Nutr. 2012 May Effects of vitamin C supplementation on blood pressure: a meta-analysis of randomized controlled trials.

Carr, Anitra C., Stephanie M. Bozonet, Juliet M. Pullar, Jeremy W. Simcock, and Margreet C. M. Vissers. "A Randomized Steady-State Bioavailability Study of Synthetic versus Natural (Kiwifruit-Derived) Vitamin C." Nutrients 5, no. 9 (September 17, 2013): 3684–95.

Andrea Cipriani et al., "Comparative Efficacy and Acceptability of 21 Antidepressant Drugs for the Acute Treatment of Adults with Major Depressive Disorder: A Systematic Review and Network Meta-Analysis," Lancet (London, England)391, no. 10128 (April 7, 2018): 1357–66.

Qin Xiang Ng et al., "Clinical Use of Curcumin in Depression: A Meta-Analysis," Journal of the American Medical Directors Association 18, no. 6 (June 1, 2017): 503–8.

S. K. Kulkarni and A. Dhir, "An Overview of Curcumin in Neurological Disorders," Indian Journal of Pharmaceutical Sciences 72, no. 2 (2010): 149–54.

Hiroyuki Hanai et al., "Curcumin Maintenance Therapy for Ulcerative Colitis: Randomized, Multicenter, Double-Blind, Placebo-Controlled Trial," Clinical Gastroenterology and Hepatology: The Official Clinical Practice Journal of the American Gastroenterological Association 4, no. 12 (December 2006): 1502–6.

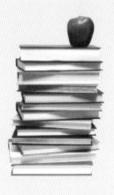

진성북스
도서목록

사람이 가진 무한한 잠재력을 키워가는 **진성북스**는
지혜로운 삶에 나침반이 되는 양서를 만듭니다.

도서목록

앞서 가는 사람들의 두뇌 습관

스마트 싱킹

아트 마크먼 지음 | 박상진 옮김
352쪽 | 값 17,000원

숨어 있던 창의성의 비밀을 밝힌다!

인간의 마음이 어떻게 작동하는지 설명하고, 스마트해지는데 필요한 완벽한 종류의 연습을 하도록 도와준다. 고품질 지식의 습득과 문제 해결을 위해 생각의 원리를 제시하는 인지 심리학의 결정판이다! 고등학생이든, 과학자든, 미래의 비즈니스 리더든, 또는 회사의 CEO든 스마트 싱킹을 하고자 하는 누구에게나 이 책은 유용하리라 생각한다.

- 조선일보 등 주요 15개 언론사의 추천
- KBS TV, CBS방영 및 추천

나의 잠재력을 찾는 생각의 비밀코트

지혜의 심리학 2017 최신 증보판

김경일 지음
352쪽 | 값 16,500원

창의적으로 행복에 이르는 길!

인간의 타고난 심리적 특성을 이해하고, 생각을 현실에서 실행하도록 이끌어주는 동기에 대한 통찰을 통해 행복한 삶을 사는 지혜를 명쾌하게 설명한 책. 지혜의 심리학을 선택한 순간, 미래의 밝고 행복한 모습은 이미 우리 안에 다가와 가뿐히 자리잡고 있을 것이다. 수많은 자기계발서를 읽고도 성장의 목표를 이루지 못한 사람들의 필독서!

- OtvN <어쩌다 어른> 특강 출연
- KBS 1TV 아침마당<목요특강> "지혜의 심리학" 특강 출연
- YTN사이언스 <과학, 책을 만나다> "지혜의 심리학" 특강 출연
- 2014년 중국 수출 계약 | 포스코 CEO 추천 도서

세계 초일류 기업이 벤치마킹한
성공전략 5단계

승리의 경영전략

AG 래플리, 로저마틴 지음
김주권, 박광태, 박상진 옮김
352쪽 | 값 18,500원

전략경영의 살아있는 메뉴얼

가장 유명한 경영 사상가 두 사람이 전략이란 무엇을 위한 것이고, 어떻게 생각해야 하며, 왜 필요하고, 어떻게 실천해야 할지 구체적으로 설명한다. 이들은 100년 동안 세계 기업회생역사에서 가장 성공적이라고 평가받고 있을 뿐 아니라, 직접 성취한 P&G의 사례를 들어 전략의 핵심을 강조하고 있다.

- 경영대가 50인(Thinkers 50)이 선정한 2014 최고의 책
- 탁월한 경영자와 최고의 경영 사상가의 역작
- 월스트리스 저널 베스트 셀러

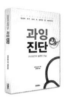

"이 검사를 꼭 받아야 합니까?"

과잉진단

길버트 웰치 지음 | 홍영준 옮김
391쪽 | 값 17,000원

병원에 가기 전 꼭 알아야 할 의학 지식!

과잉진단이라는 말은 아무도 원하지 않는다. 이는 걱정과 과잉진료의 전조일 뿐 개인에게 아무 혜택도 없다. 하버드대 출신 의사인 저자는, 의사들의 진단욕심에 비롯된 과잉진단의 문제점과 과잉진단의 합리적인 이유를 함께 제시함으로써 질병예방의 올바른 패러다임을 전해준다.

- 한국출판문화산업 진흥원 「이달의 책」 선정도서
- 조선일보, 중앙일보, 동아일보 등 주요 언론사 추천

감성의 시대, 왜 다시 이성인가?

이성예찬

마이클 린치 지음 | 최훈 옮김
323쪽 | 값 14,000원

세계적인 철학 교수의 명강의

증거와 모순되는 신념을 왜 믿어서는 안 되는가? 현대의 문학적, 정치적 지형에서 욕설, 술수, 위협이 더 효과적인데도 왜 합리적인 설명을 하려고 애써야 하는가? 마이클 린치의 '이성예찬'은 이성에 대한 회의론이 이렇게 널리 받아들여지는 시대에 오히려 이성과 합리성을 열정적으로 옹호한다.

- 서울대학교, 연세대학교 저자 특별 초청강연
- 조선, 중앙, 동아일보, 매일경제, 한국경제 등 특별 인터뷰

학대와 고난, 극복과 사랑 그리고 승리까지
감동으로 가득한 스포츠 영웅의 휴먼 스토리

오픈

안드레 애거시 지음 | 김현정 옮김
614쪽 | 값 19,500원

시대의 이단아가 던지는 격정적 삶의 고백!

남자 선수로는 유일하게 골든 슬램을 달성한 안드레 애거시. 테니스 인생의 정상에 오르기까지와 파란만장한 삶의 여정이 서정적 언어로 독자의 마음을 자극한다. 최고의 스타 선수는 무엇으로, 어떻게, 그 자리에 오를 수 있었을까? 또 행복하지만은 않았던 그의 테니스 인생 성장기를 통해 우리는 무엇을 배울 수 있을까. 안드레 애거시의 가치관과 생각을 읽을 수 있다.

- Times 등 주요 13개 언론사 극찬, 자서전 관련분야 1위 (아마존)
- "그의 플레이를 보며 나는 꿈을 키웠다!"-국가대표 테니스 코치 이형택

새로운 시대는 逆(역)으로 시작하라!

콘트래리언

이신영 지음
408쪽 | 값 17,000원

위기극복의 핵심은 역발상에서 나온다!

세계적 거장들의 삶과 경영을 구체적이고 내밀하게 들여다본 저자는 그들의 성공핵심은 많은 사람들이 옳다고 추구하는 흐름에 '거꾸로' 갔다는 데 있음을 발견했다. 모두가 실패를 두려워할 때 도전할 줄 알았고, 모두가 아니라고 말하는 아이디어를 성공적인 아이디어로 발전시켰으며 최근 15년간 3대 악재라 불린 위기 속에서 기회를 찾고 성공을 거두었다.

● 한국출판문화산업 진흥원 '이달의 책' 선정도서
● KBS 1 라디오 <오한진 이정민의 황금사과> 방송

실력을 성공으로 바꾸는 비결

리더의 존재감은 어디서 나오는가

실비아 앤 휴렛 지음 | 황선영 옮김
308쪽 | 값 15,000원

이 책은 조직의 사다리를 오르는 젊은 직장인과 리더를 꿈꾸는 사람들이 시급하게 읽어야 할 필독서이다. 더이상 서류상의 자격만으로는 앞으로 다가올 큰 기회를 잡을 수 없다. 사람들에게 자신감과 신뢰성을 보여주는 능력, 즉 강력한 존재감이 필요하다. 여기에 소개되는 연구 결과는 읽을거리가 많고 생생한 이야기와 신빙성 있는 자료로 가득하다. 실비아 앤 휴렛은 이 책을 통해 존재감을 완벽하게 드러내는 비법을 전수한다.

● 이코노믹리뷰 추천도서
● 저자 싱커스 50

비즈니스 성공의 불변법칙
경영의 멘탈모델을 배운다!

퍼스널 MBA

조쉬 카우프만 지음 | 이상호, 박상진 옮김
756쪽 | 값 23,500원

"MASTER THE ART OF BUSINESS"

비즈니스 스쿨에 발을 들여놓지 않고도 자신이 원하는 시간과 적은 비용으로 비즈니스 지식을 획기적으로 높이는 방법을 가르쳐 주고 있다. 실제 비즈니스의 운영, 개인의 생산성 극대화, 그리고 성과를 높이는 스킬을 배울 수 있다. 이 책을 통해 경영학을 마스터하고 상위 0.01%에 속하는 부자가 되는 길을 따라가 보자.

● 아마존 경영 & 리더십 트레이닝 분야 1위
● 미국, 일본, 중국 베스트 셀러
● 경영 명저 100권을 녹여 놓은 책

진성 FOCUS 1

앞서 가는 사람들의 두뇌 습관

스마트 싱킹

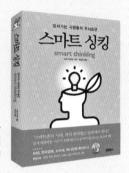

아트 마크먼 지음
박상진 옮김
352쪽 | 값 17,000원

보통 사람들은 지능이 높을수록 똑똑한 행동을 할 것이라 생각한다. 하지만 마크먼 교수는 연구를 통해 지능과 스마트한 행동의 상관관계가 그다지 크지 않음을 증명한다. 한 연구에서는 지능검사 결과, 높은 점수를 받은 아이들을 35년 동안 추적하여 결국 인생의 성공과 지능지수는 그다지 상관없다는 사실을 밝히기도 했다. 중요한 것은 스마트한 행동으로 이끄는 것은 바로 '생각의 습관'이라는 것이다. 스마트한 습관은 정보와 행동을 연결해 행동을 합리적으로 수행하도록 하는 일관된 변환(consistent mapping)으로 형성된다. 곧 스마트 싱킹은 실천을 통해 행동으로 익혀야 한다는 뜻이다. 스마트한 습관을 창조하여 고품질 지식을 습득하고, 그 지식을 활용하여 새로운 문제를 창의적으로 해결해야 스마트 싱킹이 가능한 것이다. 그러려면 끊임없이 '왜'라고 물어야 한다. '왜'라는 질문에서 우리가 얻을 수 있는 것은 사물의 원리를 설명하는 인과적 지식이기 때문이다. 스마트 싱킹에 필요한 고품질 지식은 바로 이 인과적 지식을 통해 습득할 수 있다. 이 책은 일반인이 고품질 지식을 얻어 스마트 싱킹을 할 수 있는 구체적인 방법을 담고 있다. 예를 들어 문제를 글로 설명하기, 자신에게 설명해 보기 등 문제해결 방법과 회사와 가정에서 스마트한 문화를 창조하기 위한 8가지 방법이 기술되어 있다.

● 조선일보 등 주요 15개 언론사의 추천
● KBS TV, CBS방영 및 추천

백 마디 불통의 말, 한 마디 소통의 말

당신은 어떤 말을 하고 있나요?

김종영 지음
248쪽 | 값 13,500원

리더십의 핵심은 소통능력이다. 소통을 체계적으로 연구하는 학문이 바로 수사학이다. 이 책은 우선 사람을 움직이는 힘, 수사학을 집중 조명한다. 그리고 소통의 능력을 필요로 하는 우리 사회의 리더들에게 꼭 필요한 수사적 리더십의 원리를 제공한다. 더 나아가서 수사학의 원리를 실제 생활에 어떻게 적용할 수 있는지 일러준다. 독자는 행복한 말하기와 아름다운 소통을 체험할 것이다.

● SK텔레콤 사보 <Inside M> 인터뷰
● MBC 라디오 <라디오 북 클럽> 출연
● 매일 경제, 이코노믹리뷰, 경향신문 소개
● 대통령 취임 2주년 기념식 특별연설

무엇이 평범한 사람을 유명하게 만드는가?

폭스팩터

앤디 하버마커 지음 | 곽윤정, 이현응 옮김
265쪽 | 값 14,000원

무의식을 조종하는 매혹의 기술

오제이 심슨, 오펜하이머, 폴 포츠, 수전 보일…논리가 전혀 먹혀들지 않는 이미지 전쟁의 세계. 이는 폭스팩터가 우리의 무의식을 교활하게 점령하고 있기 때문이다. 1%셀러브리티들의 전유물처럼 여겨졌던 행동 설계의 비밀을 일반인들도 누구나 배울 수 있다. 전 세계 스피치 전문가를 매료시킨 강력한 커뮤니케이션기법소통으로, 고민하는 모든 사람들에게 강력 추천한다.

● 폭스팩터는 자신을 드러내기 위해 반드시 필요한 무기
● 조직의 리더나 대중에게 어필하고자 하는 사람을 위한 필독서

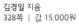

새로운 리더십을 위한 지혜의 심리학

이끌지 말고 따르게 하라

김경일 지음
328쪽 | 값 15,000원

이 책은 '훌륭한 리더', '존경받는 리더', '사랑받는 리더'가 되고 싶어하는 모든 사람들을 위한 책이다. 요즘 사회에서는 존경보다 질책을 더 많이 받는 리더들의 모습을 쉽게 볼 수 있다. 저자는 리더십의 원형이 되는 인지심리학을 바탕으로 바람직한 리더의 모습을 하나씩 밝혀준다. 현재 리더의 위치에 있는 사람뿐만 아니라, 앞으로 리더가 되기 위해 노력하고 있는 사람이라면 인지심리학의 새로운 접근에 공감하게 될 것이다. 존경받는 리더로서 조직을 성공시키고, 나아가 자신의 삶에서도 승리하기를 원하는 사람들에게 필독을 권한다.

● OtvN <어쩌다 어른> 특강 출연
● 예스24 리더십 분야 베스트 셀러
● 국립중앙도서관 사서 추천 도서

30초만에 상대방의 마음을 사로잡는

스피치 에센스

제러미 도노반, 라이언 에이버리 지음
박상진 옮김 | 348쪽 | 값 15,000원

타인들을 대상으로 하는 연설의 가치는 개별 청자들의 지식, 행동 그리고 감정에 끼치는 영향력에 달려있다. 토스마스터즈클럽은 이를 연설의 '일반적 목적'이라 칭하며 연설이라면 다음의 목적 중 하나를 달성해야 한다고 규정하고 있다. 지식을 전달하고, 청자를 즐겁게 하는 것은 물론 나아가 영감을 불어넣을 수 있어야 한다. 이 책은 토스마스터즌인 제러미 도노반과 대중연설 챔피언인 라이언 에이버리가 강력한 대중연설의 비밀에 대해서 말해준다.

경쟁을 초월하여 영원한 승자로 가는 지름길

탁월한 전략이 미래를 창조한다

리치 호워드 지음 | 박상진 옮김
300쪽 | 값 17,000원

이 책은 혁신과 영감을 통해 자신들의 경험과 지식을 탁월한 전략으로 바꾸려는 리더들에게 실질적인 프레임워크를 제공해준다. 저자는 탁월한 전략을 위해서는 새로운 통찰을 결합하고 독자적인 경쟁 전략을 세우고 헌신을 이끌어내는 것이 중요하다고 강조한다. 나아가 연구 내용과 실제 사례, 사고 모델, 핵심 개념에 대한 명쾌한 설명을 통해 탁월한 전략가가 되는 데 필요한 핵심 스킬을 만드는 과정을 제시해준다.

● 조선비즈, 매경이코노미 추천도서
● 저자 전략분야 뉴욕타임즈 베스트 셀러

진정한 부와 성공을 끌어당기는 단 하나의 마법

생각의 시크릿

밥 프록터, 그레그 레이드 지음 | 박상진 옮김
268쪽 | 값 13,800원

성공한 사람들은 그렇지 못한 사람들과 다른 생각을 갖고 있는 것인가? 지난 100년의 역사에서 수많은 사람을 성공으로 이끈 성공 철학의 정수를 밝힌다. <생각의 시크릿>은 지금까지 부자의 개념을 오늘에 맞게 더 구체화시켰다. 지금도 변하지 않는 법칙을 따라만하면 누구든지 성공의 비밀에 다가갈 수 있다. 이 책은 각 분야에서 성공한 기업가들이 지난 100년간의 성공 철학을 어떻게 이해하고 따라했는지 살펴보면서, 그들의 성공 스토리를 생생하게 전달하고 있다.

● 2016년 자기계발분야 화제의 도서
● 매경이코노미, 이코노믹리뷰 소개

성과기반의 채용과 구직을 위한 가이드

100% 성공하는 채용과 면접의 기술

루 아들러 지음 | 이병철 옮김
352쪽 | 값 16,000원

기업에서 좋은 인재란 어떤 사람인가? 많은 인사담당자는 스펙만 보고 채용하다가는 낭패당하기 쉽다고 말한다. 최근 전문가들은 성과기반채용 방식에서 그 해답을 찾는다. 이는 개인의 역량을 기초로 직무에서 성과를 낼 수 있는 요인을 확인하고 검증하는 면접이다. 이 책은 세계의 수많은 일류 기업에서 시도하고 있는 성과기반채용에 대한 개념, 프로세스, 그리고 실패방법을 다양한 사례로 설명하고 있다.

● 2016년 경제경영분야 화제의 도서

세계 최초 뇌과학으로 밝혀낸 반려견의 생각

반려견은 인간을 정말 사랑할까?

그레고리 번즈 지음 | 김신아 옮김
316쪽 | 값 15,000원

과학으로 밝혀진 반려견의 신비한 사실

순종적이고, 충성스럽고, 애정이 넘치는 반려견들은 우리에게 있어서 최고의 친구이다. 그럼 과연 반려견들은 우리가 사랑하는 방법처럼 인간을 사랑할까? 수십 년 동안 인간의 뇌에 대해서 연구를 해 온 에모리 대학교의 신경 과학자인 조지 번스가 반려견들이 우리를 얼마나, 어떻게 사랑하는지에 대한 비밀을 과학적인 방법으로 들려준다. 반려견들이 무슨 생각을 하는지 알아보기 위해 기능적 뇌 영상을 촬영하겠다는 저자의 프로젝트는 놀라움을 넘어 충격에 가깝다.

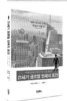

세계를 무대로 미래의 비즈니스를 펼쳐라

21세기 글로벌 인재의 조건

시오노 마코토 지음 | 김성수 옮김
244쪽 | 값 15,000원

세계 최고의 인재는 무엇이 다른가? 이 책은 21세기 글로벌 시대에 통용될 수 있는 비즈니스와 관련된 지식, 기술, 그리고 에티켓 등을 자세하게 설명한다. 이 뿐만 아니라 재무, 회계, 제휴 등의 업무에 바로 활용가능한 실무적인 내용까지 다루고 있다. 이 모든 것들이 미래의 주인공을 꿈꾸는 젊은이들에게 글로벌 인재가 되기 위한 발판을 마련해주는데 큰 도움이 될 것이다. 저자의 화려한 국제 비즈니스 경험과 감각을 바탕으로 비즈니스에 임하는 자세와 기본기, 그리고 실천 전략에 대해서 알려준다.

세계 초일류 기업이 벤치마킹한
성공전략 5단계

승리의 경영전략

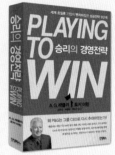

AG 래플리, 로저마틴 지음
김주권, 박광태, 박상진 옮김
352쪽 | 값 18,500원

이 책은 전략의 이론만을 장황하게 나열하지 않는다. 매일 치열한 생존경쟁이 벌어지고 있는 경영 현장에서 고객과 경쟁자를 분석하여 전략을 입안하고 실행을 주도하였던 저자들의 실제 경험과 전략 대가들의 이론이 책속에서 생생하게 살아 움직이고 있다. 혁신의 아이콘인 A.G 래플리는 P&G의 최고책임자로 다시 돌아왔다. 그는 이 책에서 P&G가 실행하고 승리했던 시장지배의 전략을 구체적으로 보여줄 것이다. 생활용품 전문기업인 P&G는 지난 176년간 끊임없이 혁신을 해왔다. 보통 혁신이라고 하면 전화기, TV, 컴퓨터 등 우리 생활에 커다란 변화를 가져오는 기술이나 발명품 등을 떠올리곤 하지만, 소소한 일상을 편리하게 만드는 것 역시 중요한 혁신 중에 하나라고 할 수 있다. 그리고 그러한 혁신은 체계적인 전략의 틀 안에서 지속적으로 이루어질 수 있다. 월 스트리트 저널, 워싱턴 포스트의 베스트셀러인 <Plating to Win: 승리의 경영전략>은 전략적 사고와 그 실천의 핵심을 담고 있다. 리플리는 10년간 CEO로서 전략 컨설턴트인 로저마틴과 함께 P&G를 매출 2배, 이익은 4배, 시장가치는 100조 이상으로 성장시켰다. 이 책은 크고 작은 모든 조직의 리더들에게 대담한 전략적 목표를 일상 속에서 실행하는 방법을 보여주고 있다. 그것은 바로 사업의 성공을 좌우하는 명확하고, 핵심적인 질문인 '어디에서 사업을 해야 하고', '어떻게 승리할 것인가'에 대한 해답을 찾는 것이다.

● 경영대가 50인(Thinkers 50)이 선정한 2014 최고의 책
● 탁월한 경영자와 최고의 경영 사상가의 역작
● 월스트리스 저널 베스트 셀러

MIT 출신 엔지니어가 개발한 창조적 세일즈 프로세스

세일즈 성장 무한대의 공식

마크 로버지 지음 | 정지현 옮김
272쪽 | 값 15,000원

세일즈를 과학이 아닌 예술로 생각한 스타트업 기업들은 좋은 아이디어가 있음에도 불구하고 성공을 이루지 못한다. 기업이 막대한 매출을 올리기 위해서는 세일즈 팀이 필요하다. 지금까지는 그 목표를 달성하게 해주는 예측 가능한 공식이 없었다. 이 책은 세일즈를 막연한 예술에서 과학으로 바꿔주는 검증된 공식을 소개한다. 단 3명의 직원으로 시작한 스타트업이 1천억원의 매출을 달성하기까지의 여정을 통해 모든 프로세스에서 예측과 계획, 그리고 측정이 가능하다는 사실을 알려준다.

● 아마존 세일즈분야 베스트 셀러

인생의 고수가 되기 위한 진짜 공부의 힘

김병완의 공부혁명

김병완 지음
236쪽 | 값 13,800원

공부는 20대에게 세상을 살아갈 수 있는 힘과 자신감 그리고 내공을 길러준다. 그래서 20대 때 공부에 미쳐 본 경험이 있는 사람과 그렇지 못한 사람은 알게 모르게 평생 큰 차이가 난다. 진짜 청춘은 공부하는 청춘이다. 공부를 하지 않고 어떻게 100세 시대를 살아가고자 하는가? 공부는 인생의 예의이자 특권이다. 20대 공부는 자신의 내면을 발견할 수 있게 해주고, 그로 인해 진짜 인생을 살아갈 수 있게 해준다. 이 책에서 말하는 20대 청춘이란 생물학적인 나이만을 의미하지 않는다. 60대라도 진짜 공부를 하고 있다면 여전히 20대 청춘이고 이들에게는 미래에 대한 확신과 풍요의 정신이 넘칠 것이다.

하버드 경영대학원 마이클 포터의 성공전략 지침서

당신의 경쟁전략은 무엇인가?

조안 마그레타 지음 | 김언수, 김주권, 박상진 옮김
368쪽 | 값 22,000원

이 책은 방대하고 주요한 마이클 포터의 이론과 생각을 한 권으로 정리했다. <하버드 비즈니스리뷰> 편집장 출신인 조안 마그레타(Joan Magretta)는 마이클 포터와의 협력으로 포터교수의 아이디어를 업데이트하고, 이론을 증명하기 위해 생생하고 명확한 사례들을 알기 쉽게 설명한다. 전략경영과 경쟁전략의 핵심을 단기간에 마스터하기 위한 사람들의 필독서이다.

● 전략의 대가, 마이클 포터 이론의 결정판
● 아마존 전략분야 베스트 셀러
● 일반인과 대학생을 위한 전략경영 필독서

언제까지 질병으로 고통받을 것인가?

난치병 치유의 길

앤서니 윌리엄 지음 | 박용준 옮김
468쪽 | 값 22,000원

이 책은 현대의학으로는 치료가 불가능한 질병으로 고통 받는 수많은 사람들에게 새로운 치료법을 소개한다. 저자는 사람들이 무엇으로 고통 받고, 어떻게 그들의 건강을 관리할 수 있는지에 대한 영성의 목소리를 들었다. 현대 의학으로는 설명할 수 없는 질병이나 몸의 비정상적인 상태의 근본 원인을 밝혀주고 있다. 당신이 원인불명의 증상으로 고생하고 있다면 이 책은 필요한 해답을 제공해 줄 것이다.

● 아마존 건강분야 베스트 셀러 1위

대담한 혁신상품은 어떻게 만들어지는가?

신제품 개발 바이블

로버트 쿠퍼 지음 | 류강석, 박상진, 신동영 옮김
648쪽 | 값 28,000원

오늘날 비즈니스 환경에서 진정한 혁신과 신제품개발은 중요한 도전과제이다. 하지만 대부분의 기업들에게 야심적인 혁신은 보이지 않는다. 이 책의 저자는 제품혁신의 핵심성공 요인이자 세계최고의 제품개발 프로세스인 스테이지-게이트(Stage-Gate)에 대해 강조한다. 아울러 올바른 프로젝트 선택 방법과 스테이지-게이트 프로세스를 활용한 신제품개발 성공 방법에 대해서도 밝히고 있다. 신제품은 기업번영의 핵심이다. 이러한 방법을 배우고 기업의 실적과 시장 점유율을 높이는 대담한 혁신을 성취하는 것은 담당자, 관리자, 경영자의 마지노선이다.

질병의 근본 원인을 밝히고 남다른 예방법을 제시한다

의사들의 120세 건강 비결은 따로 있다

마이클 그레거 지음 | 홍영준, 강태진 옮김
❶ 질병원인 치유편 | 564쪽 | 값 22,000원
❷ 질병예방 음식편 | 340쪽 | 값 15,000원

미국 최고의 영양 관련 웹사이트인 http://NutritionFacts.org를 운영 중인 세계적인 영양전문가이자 내과의사가 과학적인 증거로 치명적인 질병으로 사망하는 원인을 규명하고 병을 예방하고 치유하는 식습관에 대해 집대성한 책이다. 저자는 영양과 생활방식의 조정이 처방약, 항암제, 수술보다 더 효과적일 수 있다고 강조한다. 우수한 건강서로서 모든 가정의 구성원들이 함께 읽고 실천하면 좋은 '가정건강지킴이'로서 손색이 없다.

● 아마존 식품건강분야 1위　　● 출간 전 8개국 판권계약

기초가 탄탄한 글의 힘

실용 글쓰기 정석

황성근 지음 | 252쪽 | 값 13,500원

글쓰기는 인간의 기본 능력이자 자신의 능력을 발휘하는 핵심적인 도구이다. 글은 이론만으로 잘 쓸 수 없다. 좋은 글을 많이 읽고 체계적인 연습이 필요하다. 이 책에서는 기본 원리와 구성, 나아가 활용 수준까지 글쓰기의 모든 것을 다루고 있다. 이 책은 지금까지 자주 언급되고 무조건적으로 수용되던 기존 글쓰기의 이론들을 아예 무시했다. 실제 글쓰기를 할 때 반드시 필요하고 알아두어야 하는 내용들만 담았다. 책의 내용도 외울 필요가 없고 소설 읽듯 하면 바로 이해되고 그 과정에서 원리를 터득할 수 있도록 심혈을 기울인 책이다. 글쓰기에 대한 깊은 고민에 빠진 채 그 방법을 찾지 못해 방황하고 있는 사람들에게 필독되길 권한다.

회사를 살리는 영업 AtoZ

세일즈 마스터

이장석 지음 | 396쪽 | 값 17,500원

영업은 모든 비즈니스의 꽃이다. 오늘날 경영학의 눈부신 발전과 성과에도 불구하고, 영업관리는 여전히 비과학적인 분야로 남아 있다. 영업이 한 개인의 개인기나 합법과 불법을 넘나드는 묘기의 수준에 남겨두는 한, 기업의 지속적 발전은 한계에 부딪히기 마련이다. 이제 편법이 아닌 정석에 관심을 쏟을 때다. 본질을 망각한 채 결과에 올인하는 영업직원과 눈앞의 성과만으로 모든 것을 평가하려는 기형적인 조직문화는 사라져야 한다. 이 책은 영업의 획기적인 리엔지니어링을 위한 AtoZ를 제시한다. 디지털과 인공지능 시대에 더 인정받는 영업직원과 리더를 위한 필살기다.

나와 당신을 되돌아보는, 지혜의 심리학

어쩌면 우리가
거꾸로 해왔던 것들

김경일 지음 | 272쪽 | 값 15,000원

저자는 이 책에서 수십 년 동안 심리학을 공부해오면서 사람들로부터 가장 많은 공감을 받은 필자의 말과 글을 모아 엮었다. 수많은 독자와 청중들이 '아! 맞아. 내가 그랬었지'라며 지지했던 내용들이다. 다양한 사람들이 공감한 내용들의 방점은 이렇다. 안타깝게도 세상을 살아가는 우리 대부분은 '거꾸로'하고 있는지도 모른다. 이 책은 지금까지 일상에서 거꾸로 해온 것을 반대로, 즉 우리가 '거꾸로 해왔던 수많은 말과 행동들'을 조금이라도 제자리로 되돌아보려는 노력의 산물이다. 이런 지혜를 터득하고 심리학을 생활 속에서 실천하길 바란다.

"비즈니스의 성공을 위해
꼭 알아야하는 경영의 핵심지식"

퍼스널 MBA

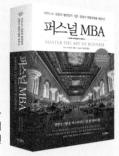

조쉬 카우프만 지음
이상호, 박상진 옮김
756쪽 | 값 25,000원

지속가능한 성공적인 사업은 경영의 어느 한 부분의 탁월성만으로는 불충분하다. 이는 가치창조, 마케팅, 영업, 유통, 재무회계, 인간의 이해, 인적자원 관리, 전략을 포함한 경영관리 시스템 등 모든 부분의 지식과 경험 그리고 통찰력이 갖추어 질 때 가능한 일이다. 그렇다고 그 방대한 경영학을 모두 섭렵할 필요는 없다고 이 책의 저자는 강조한다. 단지 각각의 경영원리를 구성하고 있는 멘탈 모델(Mental Model)을 제대로 익힘으로써 가능하다.

세계 최고의 부자인 빌게이츠, 워런버핏과 그의 동업자 찰리 멍거(Charles T. Munger)를 비롯한 많은 기업가들이 이 멘탈모델을 통해서 비즈니스를 시작하고, 또 큰 성공을 거두었다. 이 책에서 제시하는 경영의 핵심개념 248가지를 통해 독자들은 경영의 멘탈모델을 습득하게 된다.

필자는 지난 5년간 수천 권이 넘는 경영 서적을 읽었다. 수백 명의 경영 전문가를 인터뷰하고, 포춘지 선정 세계 500대 기업에서 일을 했으며, 사업도 시작했다. 그 과정에서 배우고 경험한 지식들을 모으고, 정제하고, 잘 다듬어서 몇 가지 개념으로 정리하게 되었다. 이들 경영의 기본 원리를 이해한다면, 현명한 의사결정을 내리는 데 유익하고 신뢰할 수 있는 도구를 얻게 된다. 이러한 개념들의 학습에 시간과 노력을 투자해 마침내 그 지식을 활용할 수 있게 된다면, 독자는 어렵지 않게 전 세계 인구의 상위 1% 안에 드는 탁월한 사람이 된다. 이 책의 주요내용은 다음과 같다.

● 실제로 사업을 운영하는 방법
● 효과적으로 창업하는 방법
● 기존에 하고 있던 사업을 더 잘 되게 하는 방법
● 경영 기술을 활용해 개인적 목표를 달성하는 방법
● 조직을 체계적으로 관리하여 성과를 내는 방법

유능한 리더는 직원의 회복력부터 관리한다

스트레스 받지 않는 사람은 무엇이 다른가

데릭 로저, 닉 페트리 지음
김주리 옮김 | 308쪽 | 값 15,000원

이 책은 흔한 스트레스 관리에 관한 책이 아니다. 휴식을 취하는 방법에 관한 책도 아니다. 인생의 급류에 휩쓸리지 않고 어려움을 헤쳐 나갈 수 있는 능력인 회복력을 강화하여 삶을 주체적으로 사는 법에 관한 명저다. 엄청난 무게의 힘든 상황에서도 감정적 반응을 재설계하도록 하고, 스트레스 증가 외에는 아무런 도움이 되지 않는 자기 패배적 사고 방식을 깨는 방법을 제시한다. 깨어난 순간부터 자신의 태도를 재조정하는 데 도움이 되는 사례별 연구와 극복 기술을 소개한다.

상위 7% 우등생 부부의 9가지 비결

사랑의 완성 결혼을 다시 생각하다

그레고리 팝캑 지음
민지현 옮김 | 396쪽 | 값 16,500원

결혼 상담 치료사인 저자는 특별한 부부들이 서로를 대하는 방식이 다른 모든 부부관계에도 도움이 된다고 알려준다. 그리고 성공적인 부부들의 삶과 그들의 행복비결을 밝힌다. 저자 자신의 결혼생활 이야기를 비롯해 상담치료 사례와 이에대한 분석, 자가진단용 설문, 훈련 과제 및 지침 등으로 구성되어 있다. 이 내용들은 오랜 결혼 관련 연구논문으로 지속적으로 뒷받침되고 있으며 효과가 입증된 것들이다. 이 책을 통해 독자들은 자신의 어떤 점이 결혼생활에 부정적으로 작용하며, 긍정적인 변화를 위해서는 어떤 노력을 해야 하는지 배울 수 있다.

기후의 역사와 인류의 생존

시그널

벤저민 리버만, 엘리자베스 고든 지음
은종환 옮김 | 440쪽 | 값 18,500원

이 책은 인류의 역사를 기후변화의 관점에서 풀어내고 있다. 인류의 발전과 기후의 상호작용을 흥미 있게 조명한다. 인류 문화의 탄생부터 현재에 이르기까지 역사의 중요한 지점을 기후의 망원경으로 관찰하고 해석한다. 당시의 기후조건이 필연적으로 만들어낸 여러 사회적인 변화를 파악한다. 결코 간단하지 않으면서도 흥미진진한, 그리고 현대인들이 심각하게 다뤄야 할 이 주제에 대해 탐구를 시작하고자 하는 독자에게 이 책이 좋은 길잡이가 되리라 기대해본다.

하버드 경영 대학원 마이클 포터의 성공전략 지침서

당신의 경쟁전략은 무엇인가?

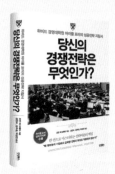

조안 마그레타 지음
김언수, 김주권, 박상진 옮김
368쪽 | 값 22,000원

마이클 포터(Michael E. Porter)는 전략경영 분야의 세계 최고 권위자다. 개별 기업, 산업구조, 국가를 아우르는 연구를 전개해 지금까지 17권의 저서와 125편 이상의 논문을 발표했다. 저서 중 『경쟁전략(Competitive Strategy)』(1980), 『경쟁우위(Competitive Advantage)』(1985), 『국가경쟁우위(The Competitive Advantage of Nations)』(1990) 3부작은 '경영전략의 바이블이자 마스터피스'로 공인받고 있다. 경쟁우위, 산업구조 분석, 5가지 경쟁요인, 본원적 전략, 차별화, 전략적 포지셔닝, 가치사슬, 국가경쟁력 등의 화두는 전략 분야를 넘어 경영학 전반에 새로운 지평을 열었고, 사실상 세계 모든 경영 대학원에서 핵심적인 교과목으로 다루고 있다. 이 책은 방대하고 주요한 마이클 포터의 이론과 생각을 한 권으로 정리했다. <하버드 비즈니스리뷰> 편집장 출신인 저자는 폭넓은 경험을 바탕으로 포터 교수의 강력한 통찰력을 경영일선에 효과적으로 적용할 수 있도록 설명한다. 즉, "경쟁은 최고가 아닌 유일무이한 존재가 되고자 하는 것이고, 경쟁자들 간의 싸움이 아니라, 자사의 장기적 투하자본이익률(ROIC)을 높이는 것이다." 등 일반인들이 잘못 이해하고 있는 포터의 이론들을 명백히 한다. 전략경영과 경쟁전략의 핵심을 단기간에 마스터하여 전략의 전문가로 발돋움 하고자 하는 대학생은 물론 전략에 관심이 있는 MBA과정의 학생들을 위한 필독서이다. 나아가 미래의 사업을 주도하여 지속적 성공을 꿈꾸는 기업의 관리자에게는 승리에 대한 영감을 제공해 줄 것이다.

● 전략의 대가, 마이클 포터 이론의 결정판
● 아마존전략 분야 베스트 셀러
● 일반인과 대학생을 위한 전략경영 필독서

언어를 넘어 문화와 예술을 관통하는 수사학의 힘

현대 수사학

요아힘 크나페 지음
김종영, 홍설영 옮김 | 480쪽 | 값 25,000원

이 책의 목표는 인문학, 문화, 예술, 미디어 등 여러 분야에 수사학을 접목시킬 현대 수사학이론을 개발하는 것이다. 수사학은 본래 언어적 형태의 소통을 연구하는 학문이라서 기초이론의 개발도 이 점에 주력하였다. 그 결과 언어적 소통의 관점에서 수사학의 역사를 개관하고 정치 수사학을 다루는 서적은 꽤 많지만, 수사학 이론을 현대적인 관점에서 새롭고 포괄적으로 다룬 연구는 눈에 띄지 않는다. 이 책은 수사학이 단순히 언어적 행동에만 국한하지 않고, '소통이 있는 모든 곳에 수사학도 있다'는 가정에서 출발한다. 이를 토대로 크나페 교수는 현대 수사학 이론을 체계적으로 개발하고, 문학, 음악, 이미지, 영화 등 실용적인 영역에서 수사학적 분석이 어떻게 가능한지를 총체적으로 보여준다.

고혈압, 당뇨, 고지혈증, 골관절염...
큰 병을 차단하는 의사의 특별한 건강관리법

몸의 경고

박제선 지음 | 336쪽 | 값 16,000원

현대의학은 이제 수명 연장을 넘어, 삶의 질도 함께 고려하는 상황으로 바뀌고 있다. 삶의 '길이'는 현대의료시스템에서 잘 챙겨주지만, '삶의 질'까지 보장받기에는 아직 갈 길이 멀다. 삶의 질을 높이려면 개인이 스스로 해야 할 일이 있다. 진료현장의 의사가 개인의 세세한 건강을 모두 신경 쓰기에는 역부족이다. 이 책은 아파서 병원을 찾기 전에 스스로 '예방'할 수 있는 영양요법과 식이요법에 초점을 맞추고 있다. 병원에 가기 두렵거나 귀찮은 사람, 이미 질환을 앓고 있지만 심각성을 깨닫지 못하는 사람들에게 가정의학과 전문의가 질병 예방 길잡이를 제공하는 좋은 책이다.

서울대학교 말하기 강의 (가제)

김종영 지음

이 책은 공론장에서 타인과 나의 의견이 다름을 인정하고, 그 차이점을 조율해 최종적으로 합리적인 의사 결정을 도출하는 능력을 강조한다. 특히 자신의 말하기 태도와 습관에 대한 성찰을 통해, 자신에게 가장 적합한 말하기의 특성을 찾을 수 있다. 독자들은 창의적이고 구체적인 이야기 구성능력을 키우고, 논리적이고 설득적인 말하기 능력을 훈련할 뿐만 아니라, 말의 주체로서 자신이 한 말에 책임을 지는 윤리성까지 인식하는 과정을 배울 수 있다. 논술을 준비하는 학생을 포함한 교사와 학부모 그리고 말하기에 관심있는 일반 독자들에게 필독을 권한다.

"질병의 근본 원인을 밝히고
남다른 예방법을 제시한다"

의사들의 120세 건강비결은 따로 있다

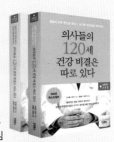

마이클 그레거 지음
홍영준, 강태진 옮김
❶ 질병원인 치유편 값 22,000원 | 564쪽
❷ 질병예방 음식편 값 15,000원 | 340쪽

우리가 미처 몰랐던 질병의 원인과 해법
질병의 근본 원인을 밝히고 남다른 예방법을 제시한다

건강을 잃으면 모든 것을 잃는다. 의료 과학의 발달로 조만간 120세 시대도 멀지 않았다. 하지만 우리의 미래는 '얼마나 오래 살 것인가?'보다는 '얼마나 건강하게 오래 살 것인가?'를 고민해야하는 시점이다. 이 책은 질병과 관련된 주요 사망 원인에 대한 과학적 인과관계를 밝히고, 생명에 치명적인 병을 예방하고 건강을 회복시킬 수 있는 방법을 명쾌하게 제시한다. 수천 편의 연구결과에서 얻은 적절한 영양학적 식이요법을 통하여 건강을 획기적으로 증진시킬 수 있는 과학적 증거를 밝히고 있다. 15가지 주요 조기 사망 원인들(심장병, 암, 당뇨병, 고혈압, 뇌질환 등등)은 매년 미국에서만 1백 6십만 명의 생명을 앗아간다. 이는 우리나라에서도 주요 사망원인이다. 이러한 비극의 상황에 동참할 필요는 없다. 강력한 과학적 증거가 뒷받침된 그레거 박사의 조언으로 치명적 질병의 원인을 정확히 파악하라. 그리고 장기간 효과적인 음식으로 위험인자를 적절히 예방하라. 그러면 비록 유전적인 단명요인이 있다 해도 이를 극복하고 장기간 건강한 삶을 영위할 수 있다. 이제 인간의 생명은 운명이 아니라, 우리의 선택에 달려있다. 기존의 건강서와는 차원이 다른 이 책을 통해서 '더 건강하게, 더 오래 사는' 무병장수의 시대를 활짝 열고, 행복한 미래의 길로 나아갈 수 있을 것이다.

● 아마존 의료건강분야 1위
● 출간 전 8개국 판권계약

기업체 교육안내 <탁월한 전략의 개발과 실행>

월스트리트 저널(WSJ)이 포춘 500대 기업의 인사 책임자를 조사한 바에 따르면, 관리자에게 가장 중요한 자질은 <전략적 사고>로 밝혀졌다. 750개의 부도기업을 조사한 결과 50%의 기업이 전략적 사고의 부재에서 실패의 원인을 찾을 수 있었다. 시간, 인력, 자본, 기술을 효과적으로 사용하고 이윤과 생산성을 최대로 올리는 방법이자 기업의 미래를 체계적으로 예측하는 수단은 바로 '전략적 사고'에서 시작된다.

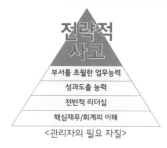

전략적 사고
부서를 초월한 업무능력
성과도출 능력
전반적 리더십
핵심재무/회계의 이해

<관리자의 필요 자질>

새로운 시대는 새로운 전략!

- 세계적인 저성장과 치열한 경쟁은 많은 기업들을 어려운 상황으로 내몰고 있다. 산업의 구조적 변화와 급변하는 고객의 취향은 경쟁우위의 지속성을 어렵게 한다. 조직의 리더들에게 사업적 혜안(Acumen)과 지속적 혁신의지가 그 어느 때보다도 필요한 시점이다.
- 핵심기술의 모방과 기업 가치사슬 과정의 효율성으로 달성해온 품질대비 가격경쟁력이 후발국에게 잠식당할 위기에 처해있다. 산업구조 조정만으로는 불충분하다. 새로운 방향의 모색이 필요할 때이다.
- 기업의 미래는 전략이 좌우한다. 장기적인 목적을 명확히 설정하고 외부환경과 기술변화를 면밀히 분석하여 필요한 역량과 능력을 개발해야 한다. 탁월한 전략의 입안과 실천으로 차별화를 통한 지속가능한 경쟁우위를 확보해야 한다. 전략적 리더십은 기업의 잠재력을 효과적으로 이끌어 낸다.

<탁월한 전략> 교육의 기대효과

① 통합적 전략교육을 통해서 직원들의 주인의식과 몰입의 수준을 높여 생산성의 상승을 가져올 수 있다.
② 기업의 비전과 개인의 목적을 일치시켜 열정적으로 도전하는 기업문화로 성취동기를 극대화할 수 있다.
③ 차별화로 추가적인 고객가치를 창출하여 장기적인 경쟁우위를 바탕으로 지속적 성공을 가져올 수 있다.

- 이미 발행된 관련서적을 바탕으로 <탁월한 전략>의 필수적인 3가지 핵심 분야(전략적 사고, 전략의 구축과 실행, 전략적 리더십>를 통합적으로 마스터하는 프로그램이다.

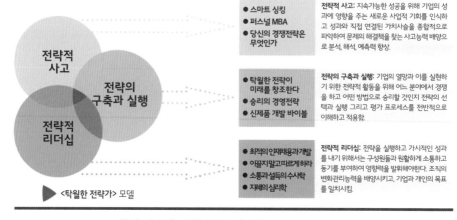

- 스마트 싱킹
- 퍼스널 MBA
- 당신의 경쟁전략은 무엇인가

전략적 사고: 지속가능한 성공을 위해 기업의 성과에 영향을 주는 새로운 사업적 기회를 인식하고 성과와 직접 연결된 가치사슬을 종합적으로 파악하여 문제의 해결책을 찾는 사고능력 배양으로 분석, 해석, 예측력 향상.

- 탁월한 전략이 미래를 창조한다
- 승리의 경영전략
- 신제품 개발 바이블

전략의 구축과 실행: 기업의 열망과 이를 실현하기 위한 전략적 활동을 위해 어느 분야에서 경쟁을 하고 어떤 방법으로 승리할 것인지 전략의 선택과 실행 그리고 평가 프로세스를 전반적으로 이해하고 적용함.

- 최적의인재채용과개발
- 이끌지말고따르게하라
- 소통과설득의수사학
- 지혜의심리학

전략적 리더십: 전략을 실행하고 가시적인 성과를 내기 위해서는 구성원들과 원활하게 소통하고 동기를 부여하여 영향력을 발휘해야한다. 조직의 변화관리능력을 배양시키고, 기업과 개인의 목표를 일치시킴.

▶ <탁월한 전략가> 모델

전략적 사고
전략의 구축과 실행
전략적 리더십

특강 및 교육 신청 문의: 진성북스, 02-3452-7762

120세 건강과 인문학 독서클럽

∴ 비전

건강 · 사랑 · 지혜로 아름다운 세상을 함께 만든다.

∴ 목표

올바른 건강(의학) 지식으로 자신과 가족의 건강을 돌보고,
5년 동안 100권의 인문학 명저를 읽고, 자기 삶을 투영하여 책 한 권을 쓴다.

∴ 얻을 수 있는 경험

하나, 국내 최고 교수진의 인문학 · 건강(의학) 강의를 들을 수 있습니다.

둘, 다양한 사람들과 책 내용을 토론하고 소통하며 사고를 확장합니다.

셋, 5년, 100권의 양서를 읽고 저자가 되는 책 출판의 기회를 드립니다.

2019년 프로그램 일정표

월	인문학 독서와 강의	건강 강의	일정	월	인문학 독서와 강의	건강 강의	일정
1월	사랑의 기술 - 에리히 프롬	뇌과학 1	1/15 1/29	7월	그리스인 조르바 - 니코스 카잔차키스	암 예방법	7/9 7/23
2월	열하일기 - 박지원	뇌과학 2	2/12 2/26	8월	거의 모든 것의 역사 - 빌 브라이슨	심혈관 질환 예방법	8/6 8/20
3월	국가 - 플라톤	뇌과학 3	3/12 3/26	9월	파우스트 - 괴테	생활습관병 예방법	9/10 9/24
4월	광장 - 최인훈	뇌과학 4	4/9 4/23	10월	원형과 무의식 - 칼융	정신건강법	10/8 10/22
5월	건축과 도시의 인문학 - 김석철	뇌과학 5	5/7 5/21	11월	노벨상 수상자 및 작품	혈액과 면역의 이해	11/5 11/19
6월	선악의 저편 - 니체	생명의 작동원리	6/4 6/18	12월	카라마조프의 형제들 - 도스토예프스키	최신 의학 경향	12/10 12/21

※ 건강(의학) 강의 주제는 사정에 따라 변경될 수 있습니다.

회원모집 안내

일시　매월 둘째 주, 넷째 주 화요일
　　　　18:00-19:00 저녁식사 / 19:00-22:00 강의와 토론(프로그램 일정표 참고)

장소　강남구 영동대로 85길 38(대치동 944-25) 10층 진성북스 회의장

운영　1) 둘째 주 화요일 - 해당 책 개관과 주제를 발표하고, 토론하면서 생각의 범위 확장

　　　　2) 넷째 주 화요일 - 책에 대한 전문가의 종합적 특강을 통해 내용을 자기 것으로 만듦

　　　　3) 회비 : 30만원 (6개월) - 강의료 + 식비로 사용됩니다.

가입　1) 02-3452-7762 / 010-2504-2926
방법　2) jinsungbooks@naver.com (진성북스 메일)으로 연락바랍니다.

진성북스 팔로워로
여러분을 초대합니다!

진성북스 네이버 포스트
https://post.naver.com/jinsungbooks

혜택1

팔로우시 추첨을 통해 진성북스 도서 1종을 선물로 드립니다.

혜택2

진성북스에서 개최하는 강연회에 가장 먼저 초대해 드립니다.

혜택3

진성북스 신간도서를 가장 빠르게 받아 보실 수 있는 서평단의
기회를 드립니다.

혜택4

정기적으로 다양하고 풍부한 이벤트에 참여하실 수 있는 기회를
드립니다.

- 홈페이지 : www.jinsungbooks.com
- 페이스북 : https://www.facebook.com/jinsungpublisher/

- **- 문 의 : 02)3452-7762**